Sublime

texto e ilustrações de
MARCIO R. GARCIA

Editora InVerso
® 2020. Editora Inverso

R. Doutor Goulin, 1523 Alto da Glória
CEP 80040-280 Curitiba-PR
(41) 3254-1616 e (41) 3558-8001
editorainverso@editorainverso.com.br
www.editorainverso.com.br
Facebook.com/editorainverso
Instagram @editorainverso

COORDENAÇÃO EDITORIAL
Cristina Jones
Editora InVerso

REVISÃO
Carlos W. Jorge

BALONAMENTO
Felipe Guilherme Kulik

CAPA, DESIGN, PROJETO GRÁFICO E ARTE-FINAL
Adriane Baldini

DADOS INTERNACIONAIS DE CATALOGAÇÃO NA PUBLICAÇÃO (CIP)
Mona Youssef Hammoud – CRB/ 9ª 1393

G216s

GARCIA, Marcio R. **Sublime.**
Marcio R. Garcia [il.] Curitiba: InVerso, 2020
52p. 18 x 24 cm - PTBR

ISBN: 978-65-86436-64-8

1. História em quadrinhos. 2. Herança cultural. 3. Infância.
4. Cultura africana. I. Título

CDD: 372.14

História em quadrinhos: 372.14 Infância: 370

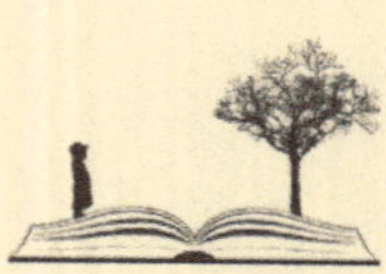

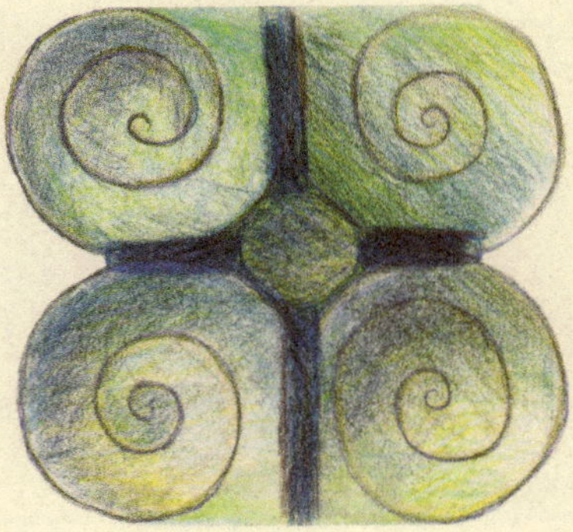

Aos meus ancestrais.

***

Agradeço minha esposa Gabriela pelo apoio e dicas na produção desse projeto, minha filha Júlia por me inspirar todos os dias, e à minha família, por me dar a bagagem para escrever essa história.

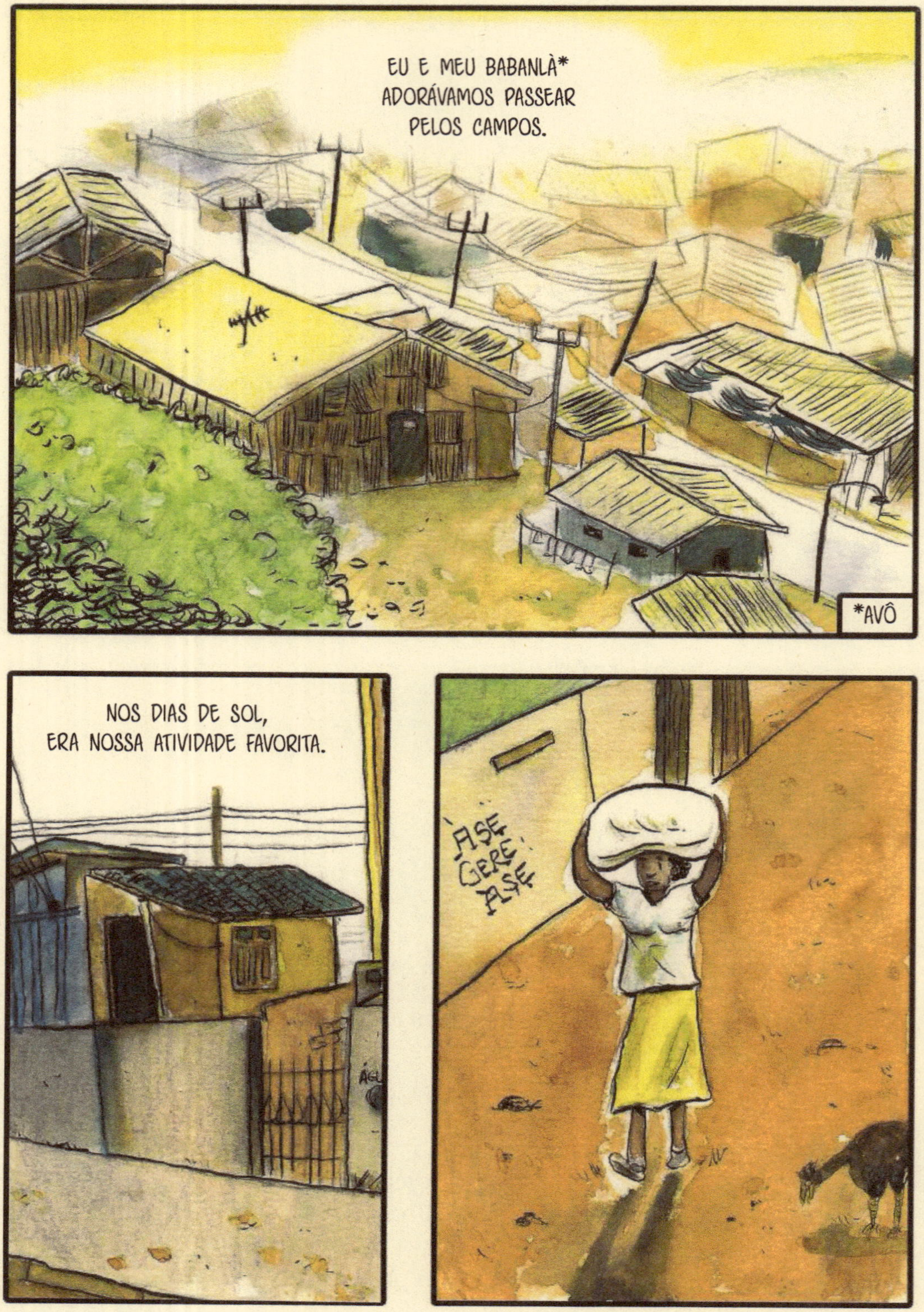
EU E MEU BABANLÀ* ADORÁVAMOS PASSEAR PELOS CAMPOS.
*AVÔ
NOS DIAS DE SOL, ERA NOSSA ATIVIDADE FAVORITA.
ÀṢẸ
GERE
ÀṢẸ

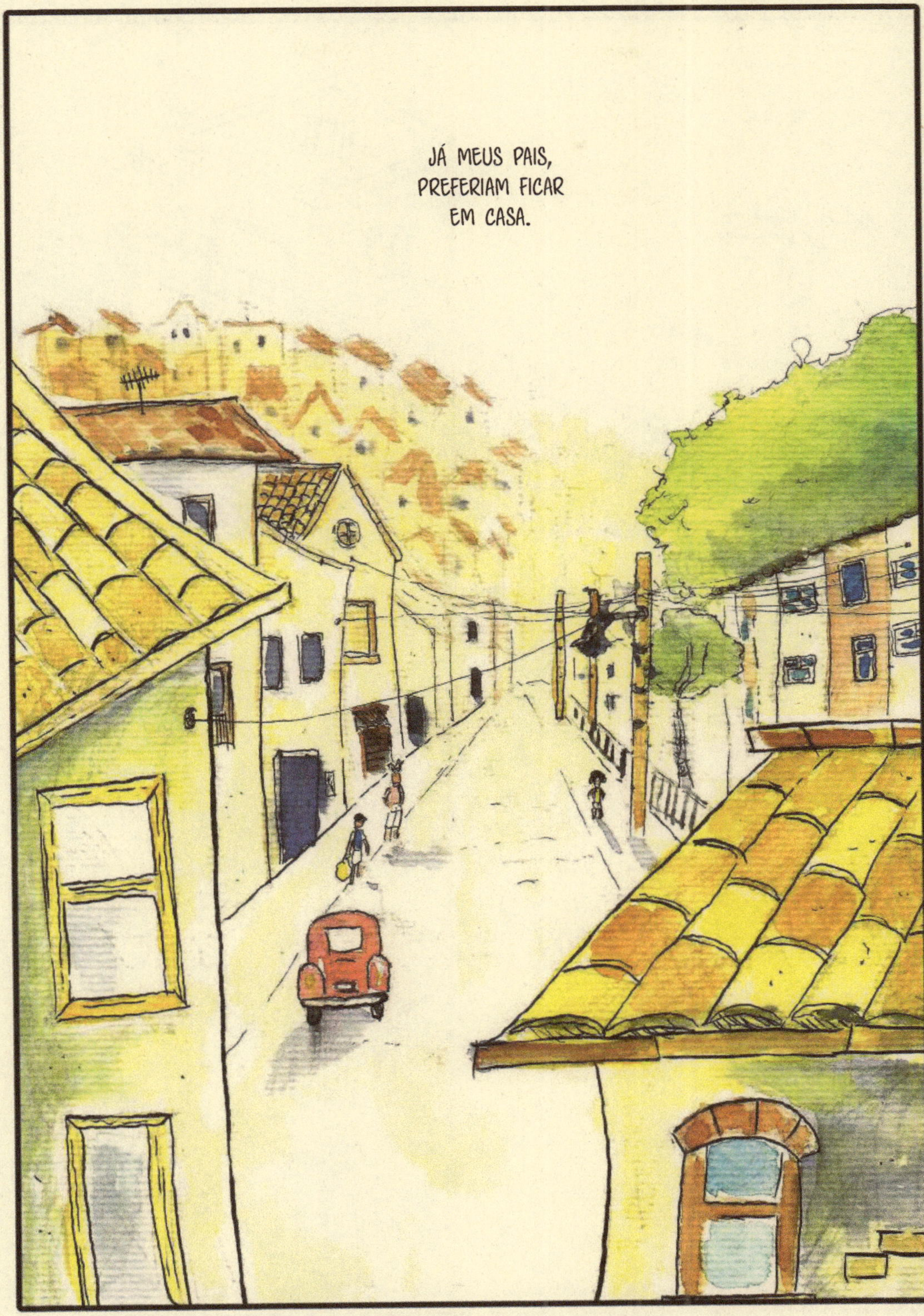
JÁ MEUS PAIS,
PREFERIAM FICAR
EM CASA.

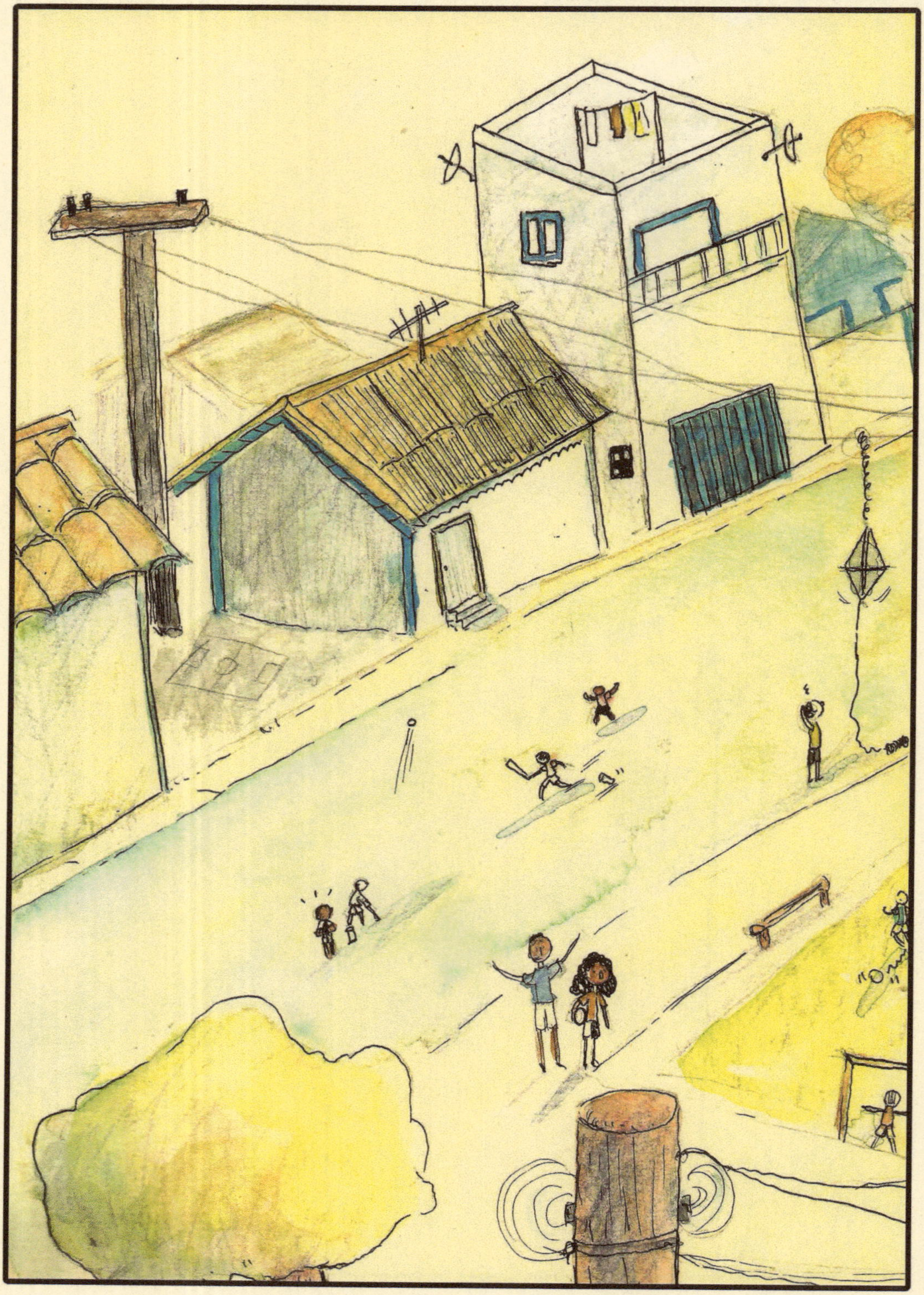

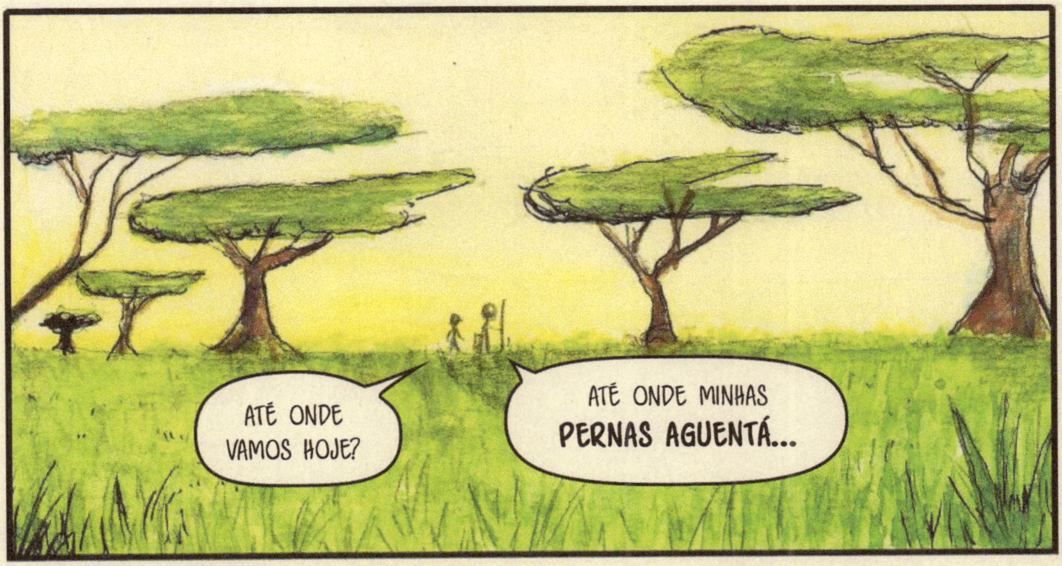
ATÉ ONDE VAMOS HOJE?
ATÉ ONDE MINHAS PERNAS AGUENTÁ...

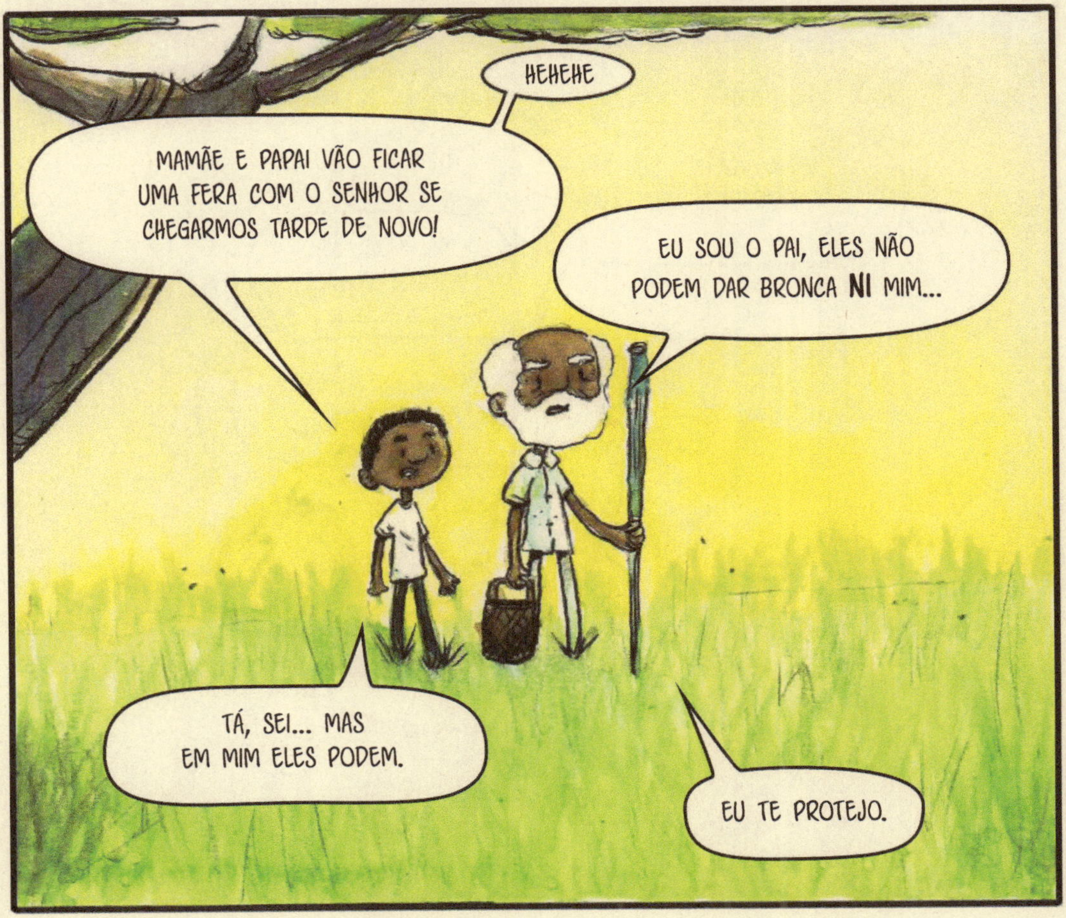
HEHEHE
MAMÃE E PAPAI VÃO FICAR UMA FERA COM O SENHOR SE CHEGARMOS TARDE DE NOVO!
EU SOU O PAI, ELES NÃO PODEM DAR BRONCA NI MIM...
TÁ, SEI... MAS EM MIM ELES PODEM.
EU TE PROTEJO.

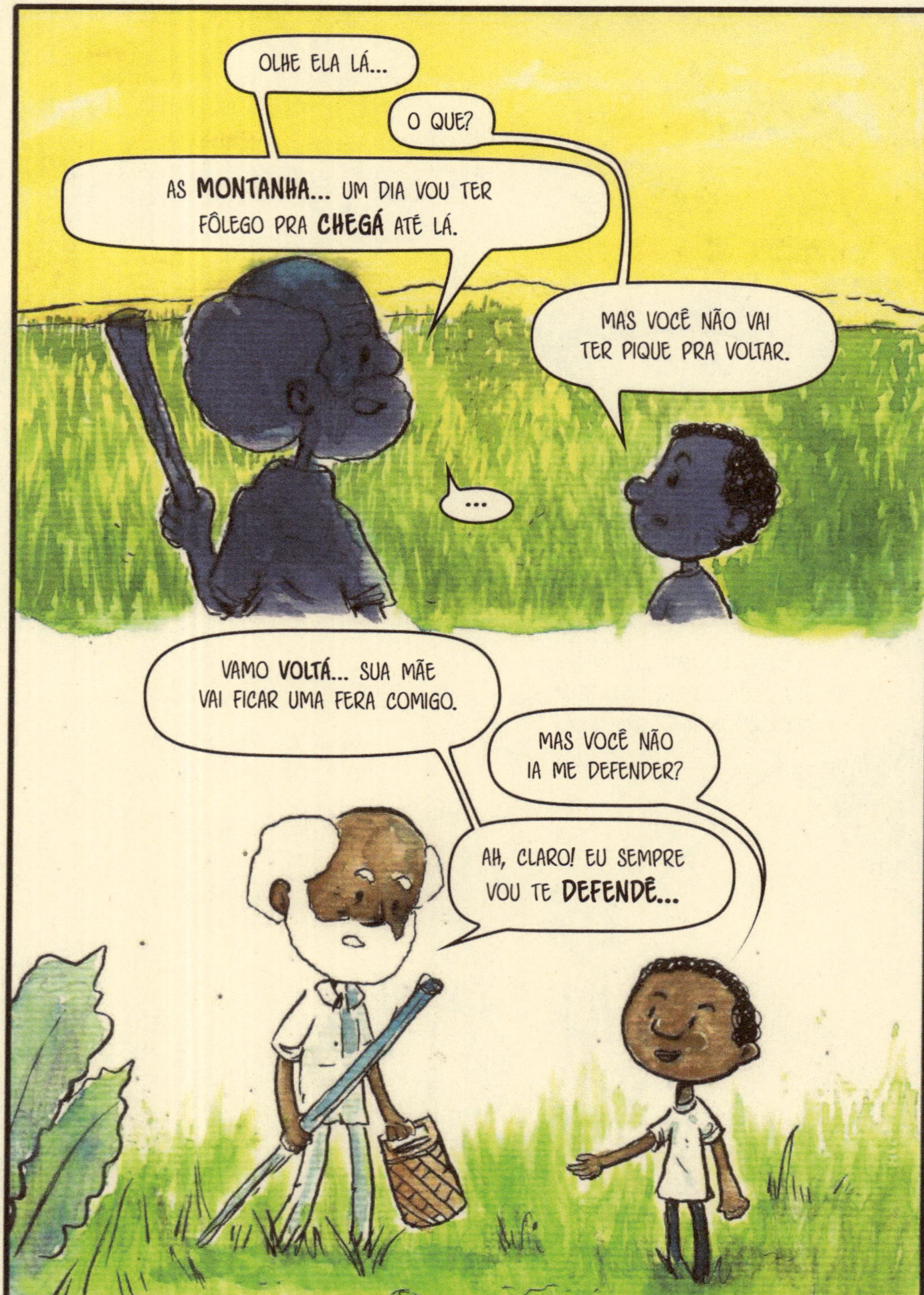
OLHE ELA LÁ...
O QUE?
AS MONTANHA... UM DIA VOU TER FÔLEGO PRA CHEGÁ ATÉ LÁ.
MAS VOCÊ NÃO VAI TER PIQUE PRA VOLTAR.
...
VAMO VOLTÁ... SUA MÃE VAI FICAR UMA FERA COMIGO.
MAS VOCÊ NÃO IA ME DEFENDER?
AH, CLARO! EU SEMPRE VOU TE DEFENDÊ...

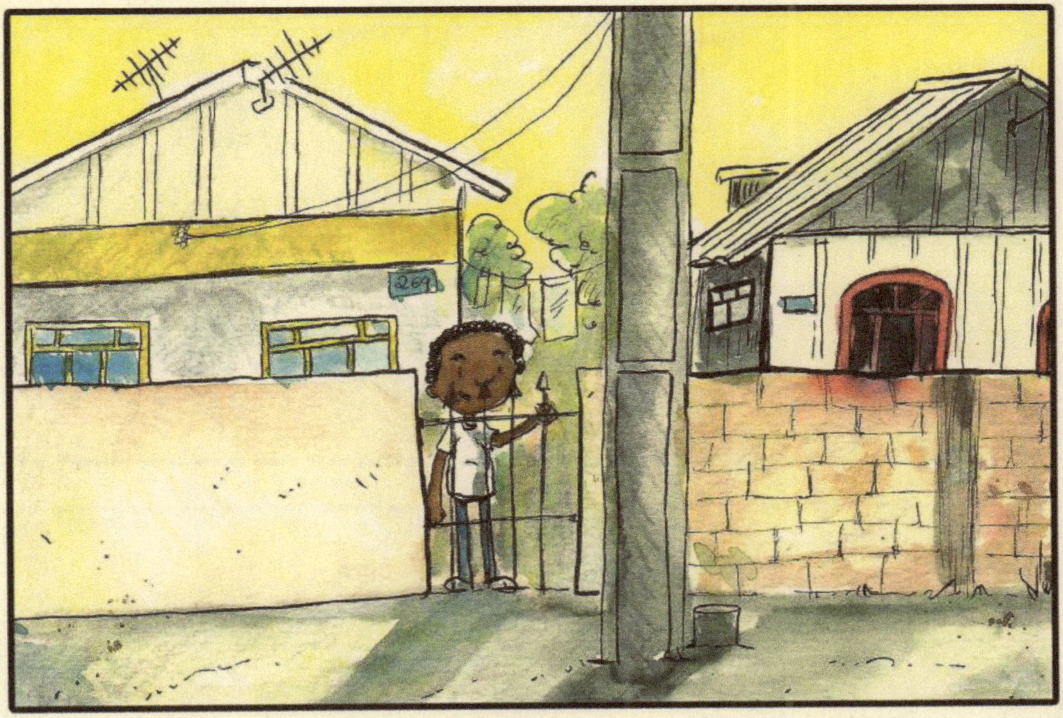

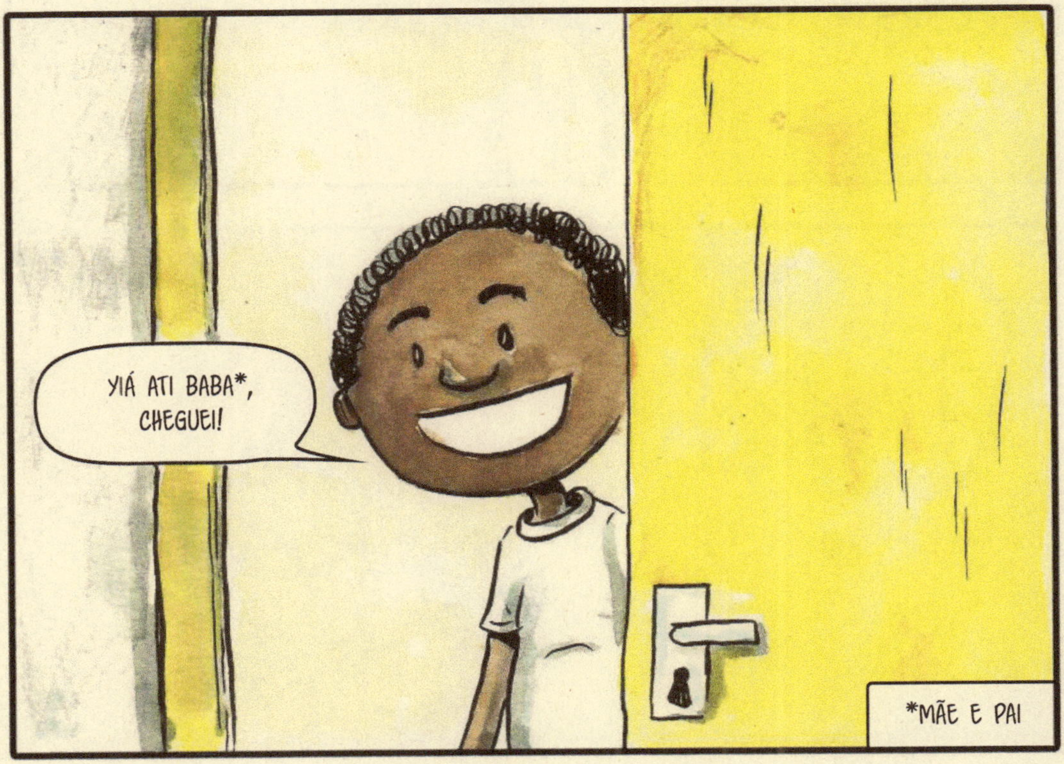
YIÁ ATI BABA*,
CHEGUEI!
*MÃE E PAI

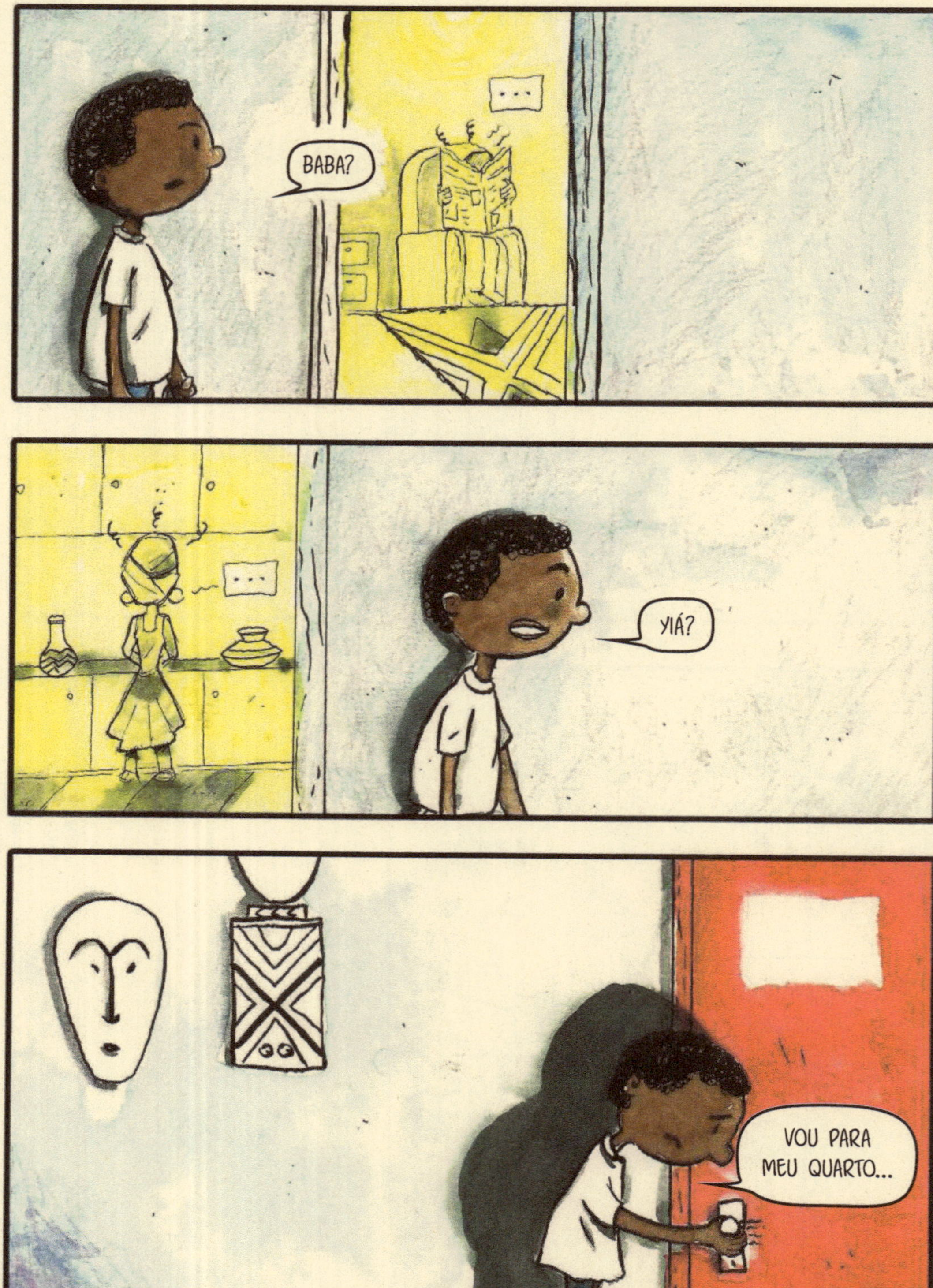
BABA?
...
...
YIÁ?
VOU PARA
MEU QUARTO...

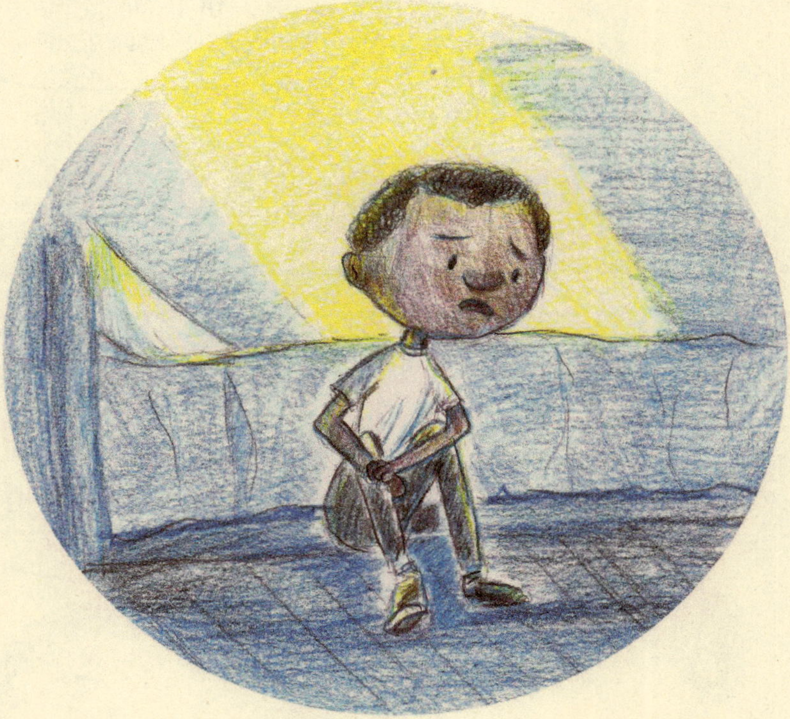

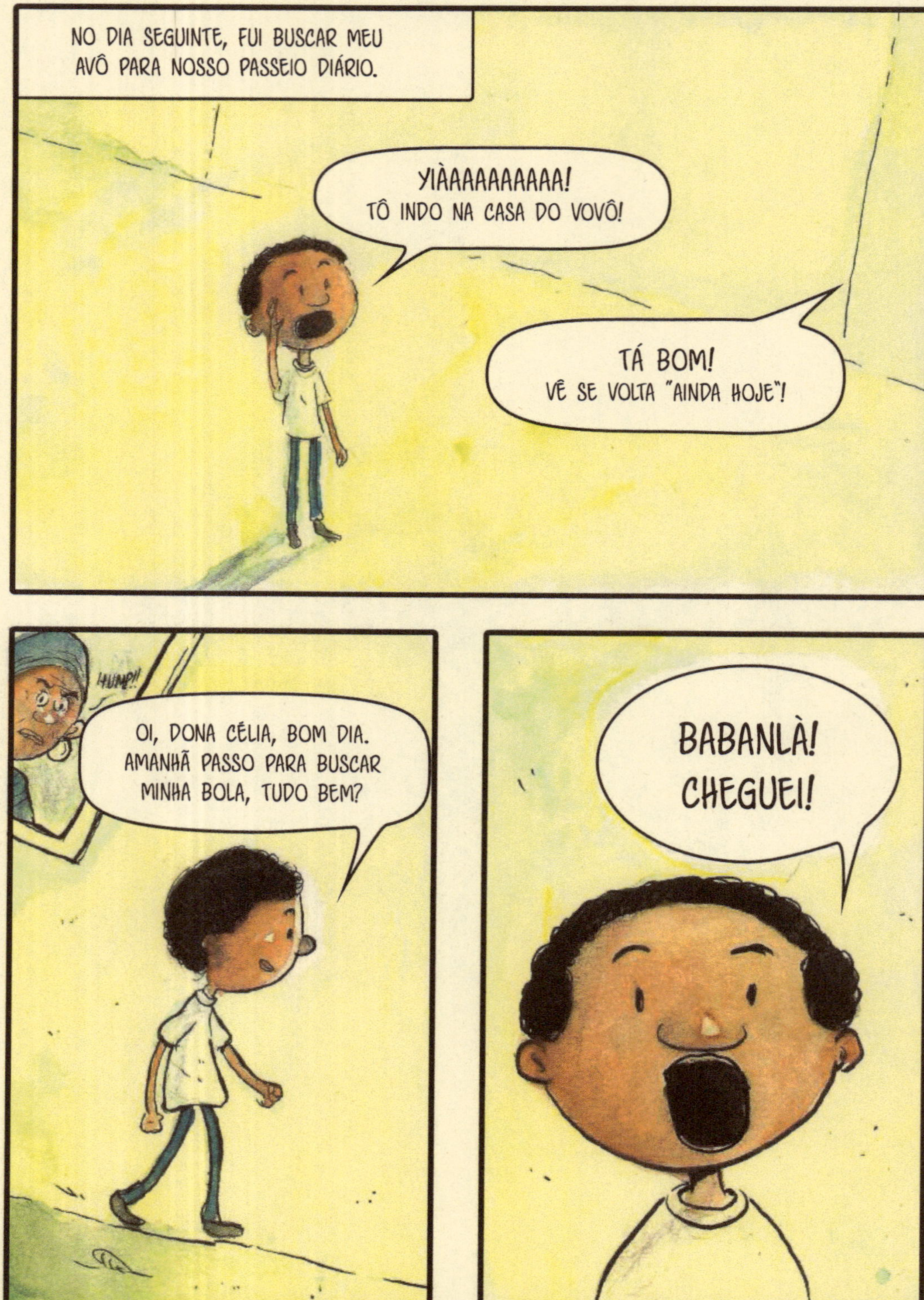
NO DIA SEGUINTE, FUI BUSCAR MEU AVÔ PARA NOSSO PASSEIO DIÁRIO.
YIÀAAAAAAAAA! TÔ INDO NA CASA DO VOVÔ!
TÁ BOM! VÊ SE VOLTA "AINDA HOJE"!
HUMP!!
OI, DONA CÉLIA, BOM DIA. AMANHÃ PASSO PARA BUSCAR MINHA BOLA, TUDO BEM?
BABANLÀ! CHEGUEI!

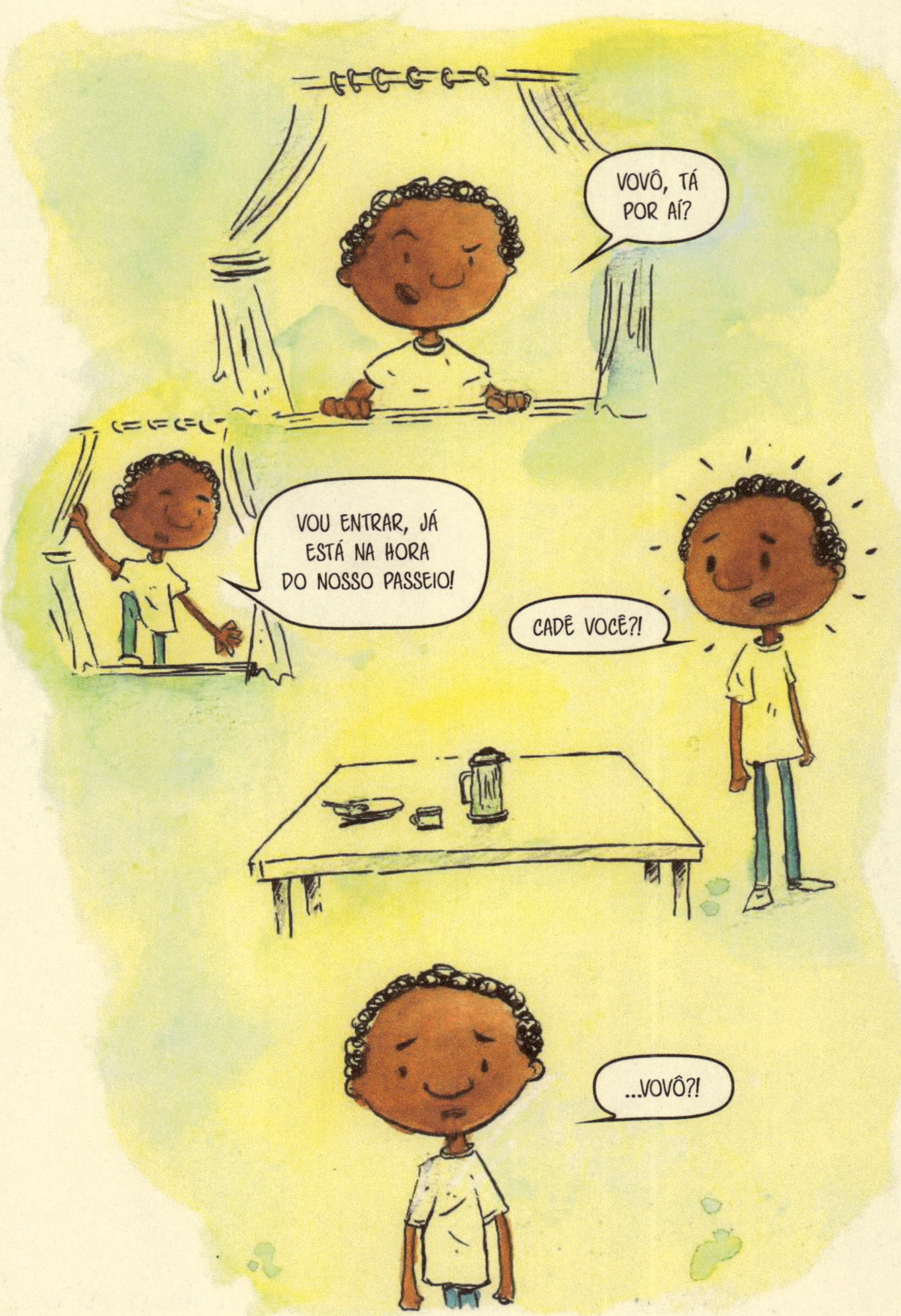
VOVÔ, TÁ POR AÍ?
VOU ENTRAR, JÁ ESTÁ NA HORA DO NOSSO PASSEIO!
CADÊ VOCÊ?!
...VOVÔ?!

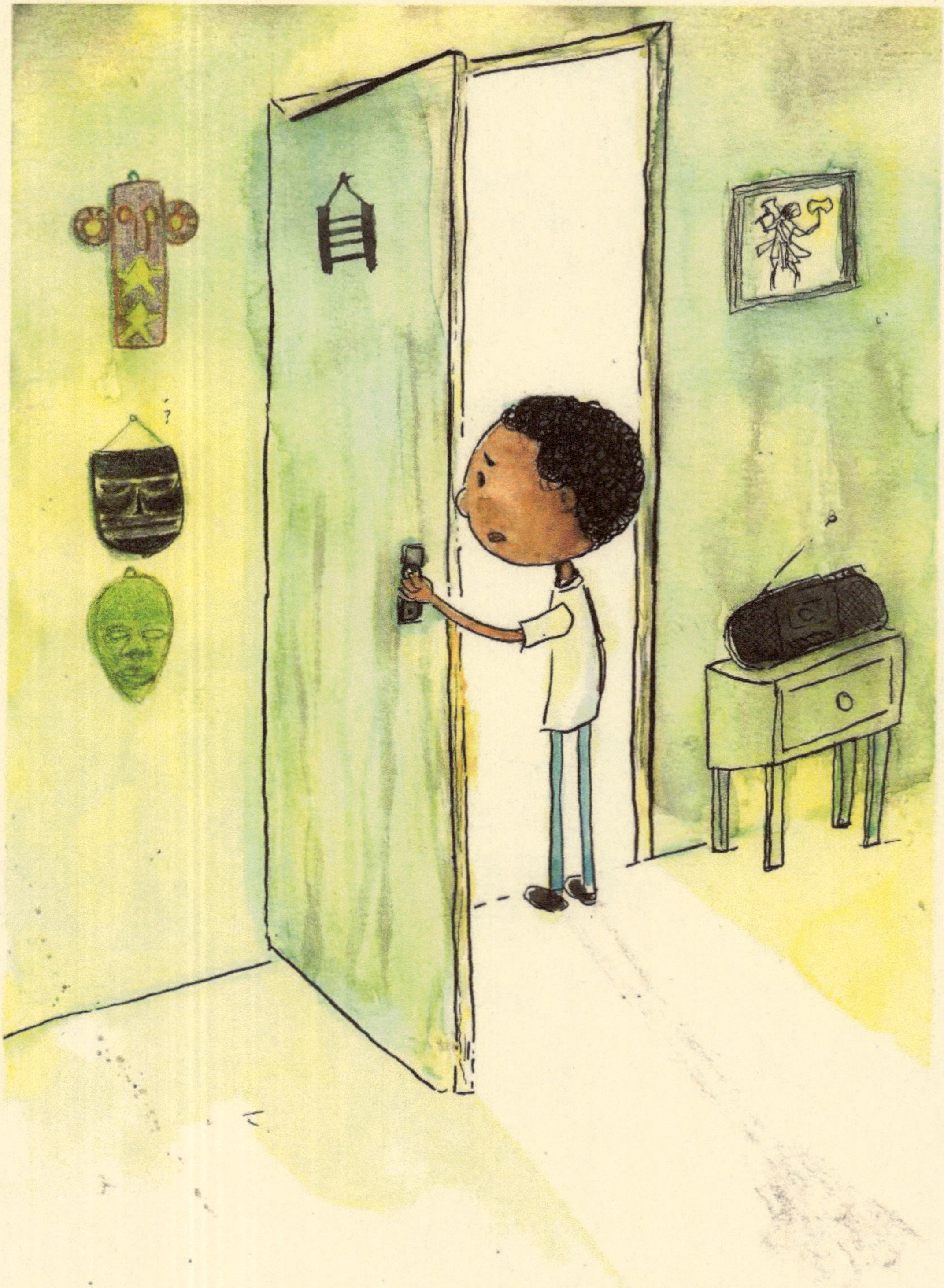

ELE NÃO ESTAVA EM CASA...

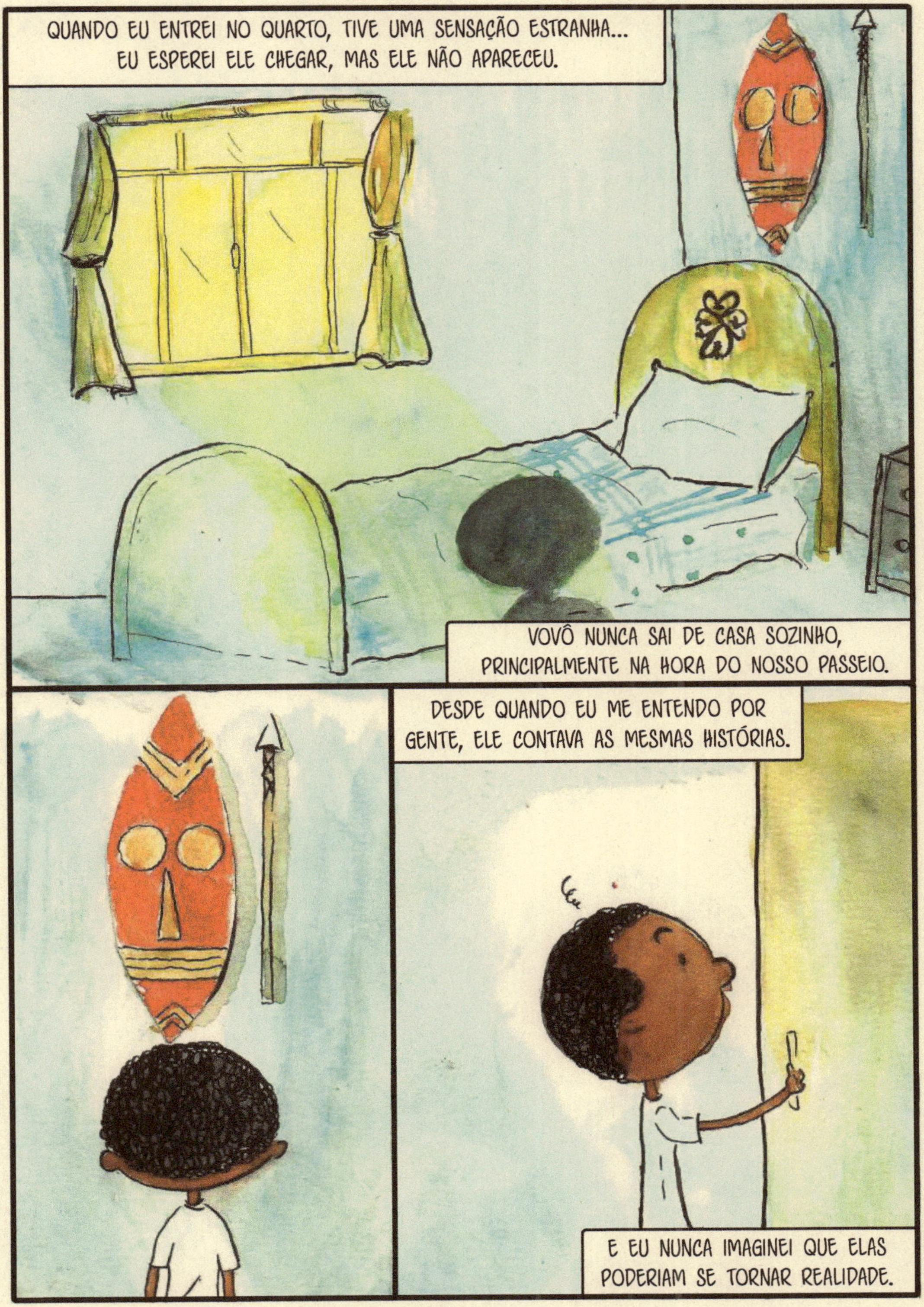
QUANDO EU ENTREI NO QUARTO, TIVE UMA SENSAÇÃO ESTRANHA... EU ESPEREI ELE CHEGAR, MAS ELE NÃO APARECEU.
VOVÔ NUNCA SAI DE CASA SOZINHO, PRINCIPALMENTE NA HORA DO NOSSO PASSEIO.
DESDE QUANDO EU ME ENTENDO POR GENTE, ELE CONTAVA AS MESMAS HISTÓRIAS.
E EU NUNCA IMAGINEI QUE ELAS PODERIAM SE TORNAR REALIDADE.

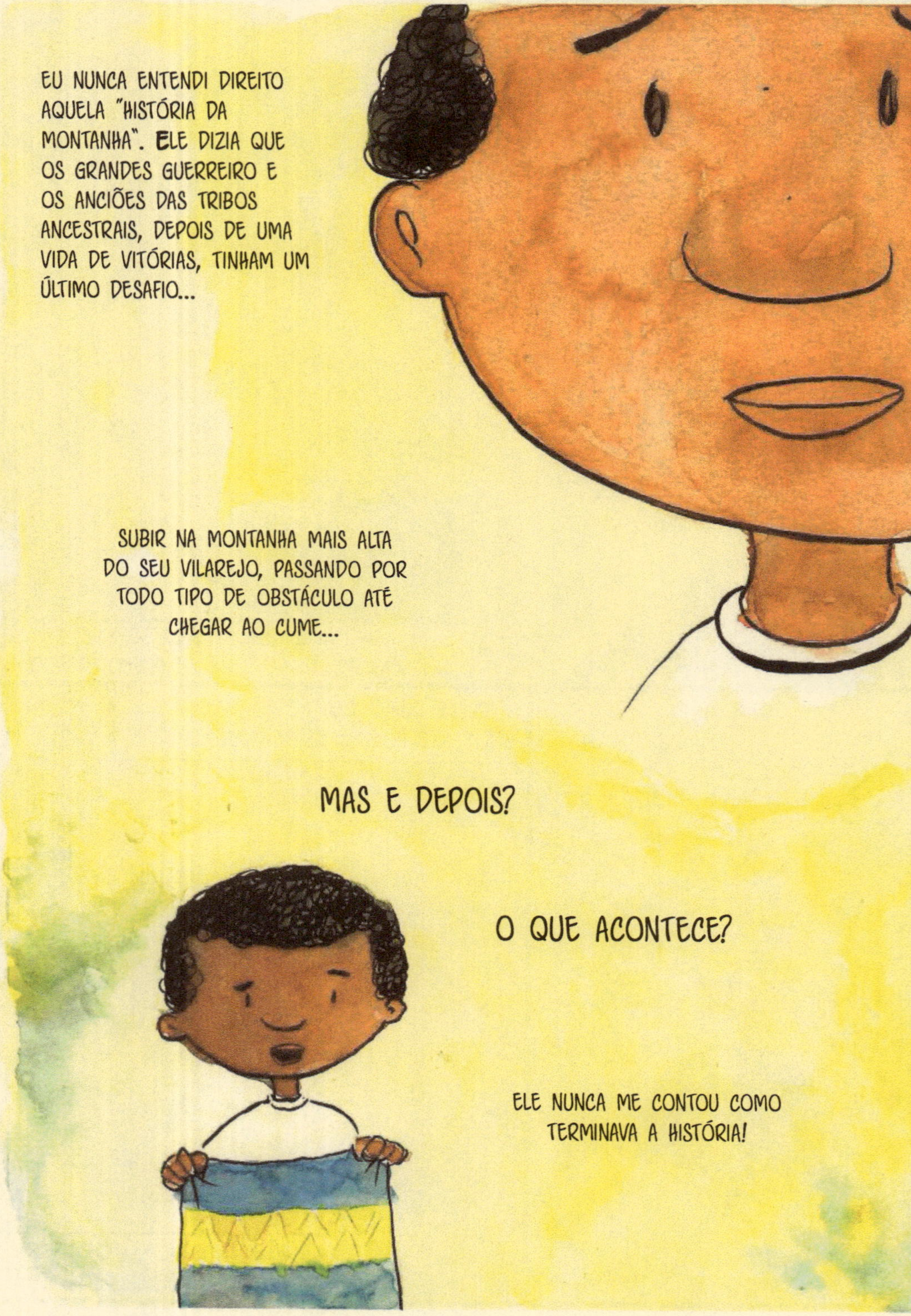
EU NUNCA ENTENDI DIREITO AQUELA "HISTÓRIA DA MONTANHA". ELE DIZIA QUE OS GRANDES GUERREIRO E OS ANCIÕES DAS TRIBOS ANCESTRAIS, DEPOIS DE UMA VIDA DE VITÓRIAS, TINHAM UM ÚLTIMO DESAFIO...
SUBIR NA MONTANHA MAIS ALTA DO SEU VILAREJO, PASSANDO POR TODO TIPO DE OBSTÁCULO ATÉ CHEGAR AO CUME...
MAS E DEPOIS?
O QUE ACONTECE?
ELE NUNCA ME CONTOU COMO TERMINAVA A HISTÓRIA!

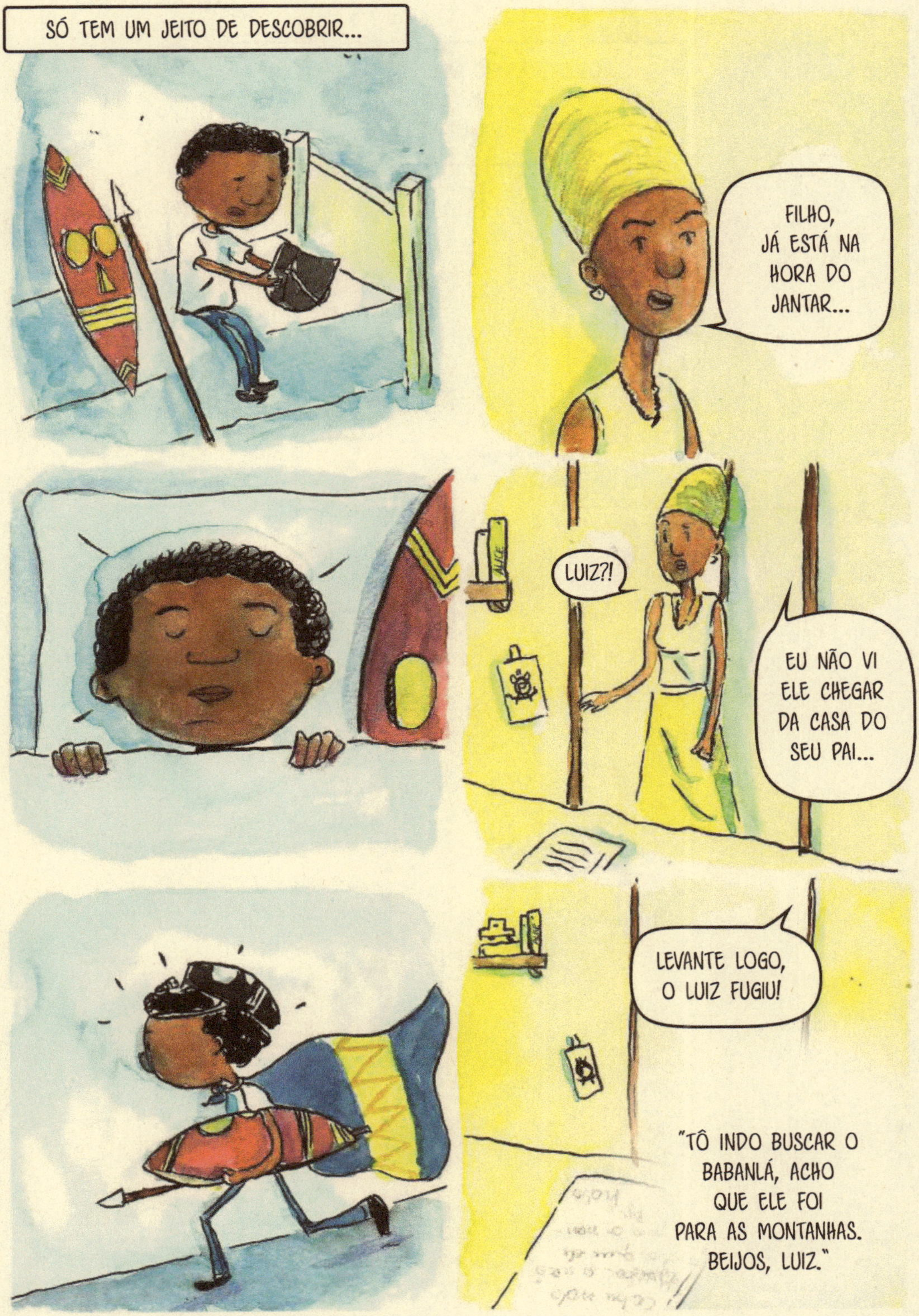

SÓ TEM UM JEITO DE DESCOBRIR...
FILHO, JÁ ESTÁ NA HORA DO JANTAR...
LUIZ?!
EU NÃO VI ELE CHEGAR DA CASA DO SEU PAI...
LEVANTE LOGO, O LUIZ FUGIU!
"TÔ INDO BUSCAR O BABANLÁ, ACHO QUE ELE FOI PARA AS MONTANHAS. BEIJOS, LUIZ."

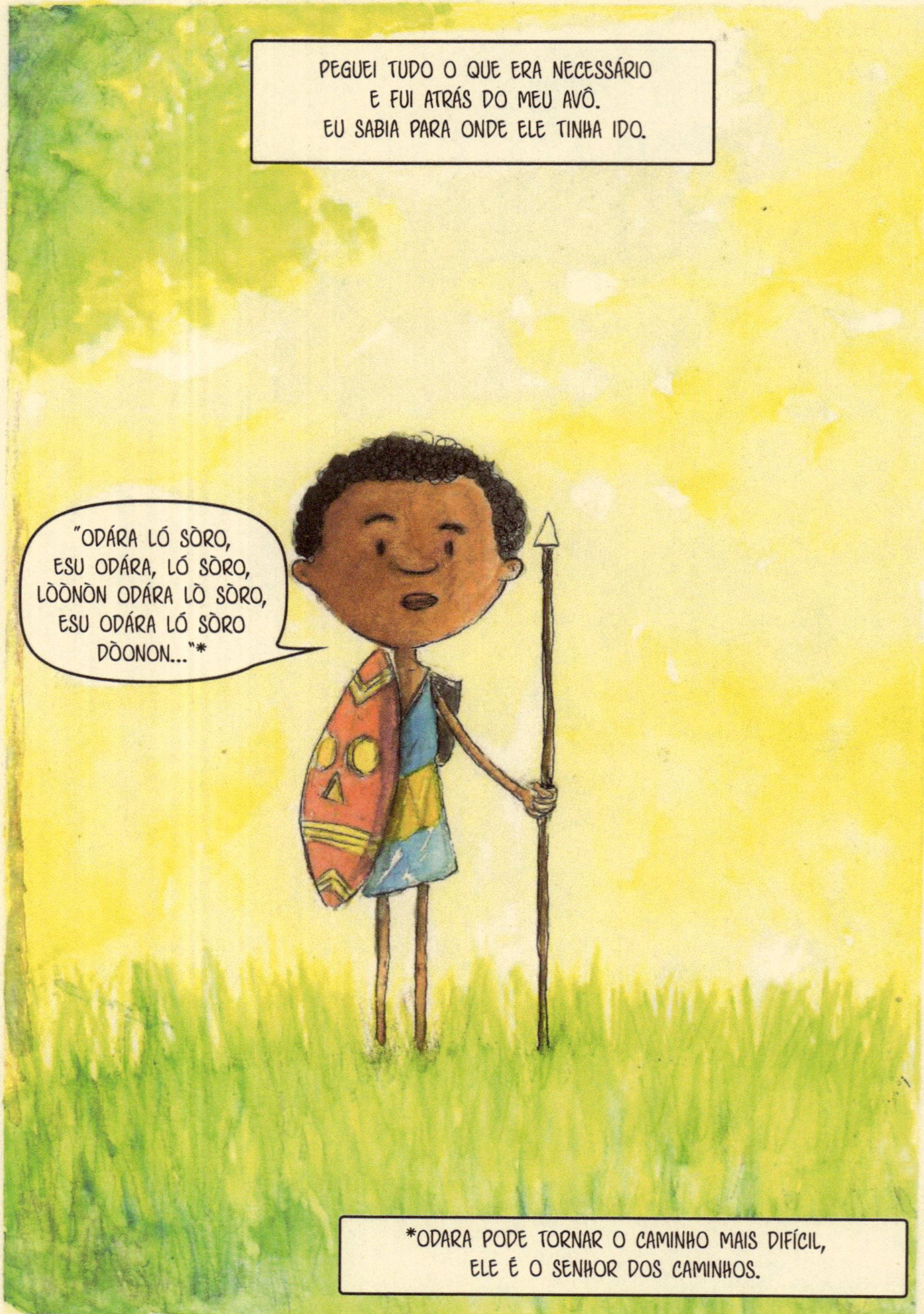
PEGUEI TUDO O QUE ERA NECESSÁRIO
E FUI ATRÁS DO MEU AVÔ.
EU SABIA PARA ONDE ELE TINHA IDO.
"ODÁRA LÓ SÒRO,
ESU ODÁRA, LÓ SÒRO,
LÒÒNÒN ODÁRA LÒ SÒRO,
ESU ODÁRA LÓ SÒRO
DÒONON..."*
*ODARA PODE TORNAR O CAMINHO MAIS DIFÍCIL,
ELE É O SENHOR DOS CAMINHOS.

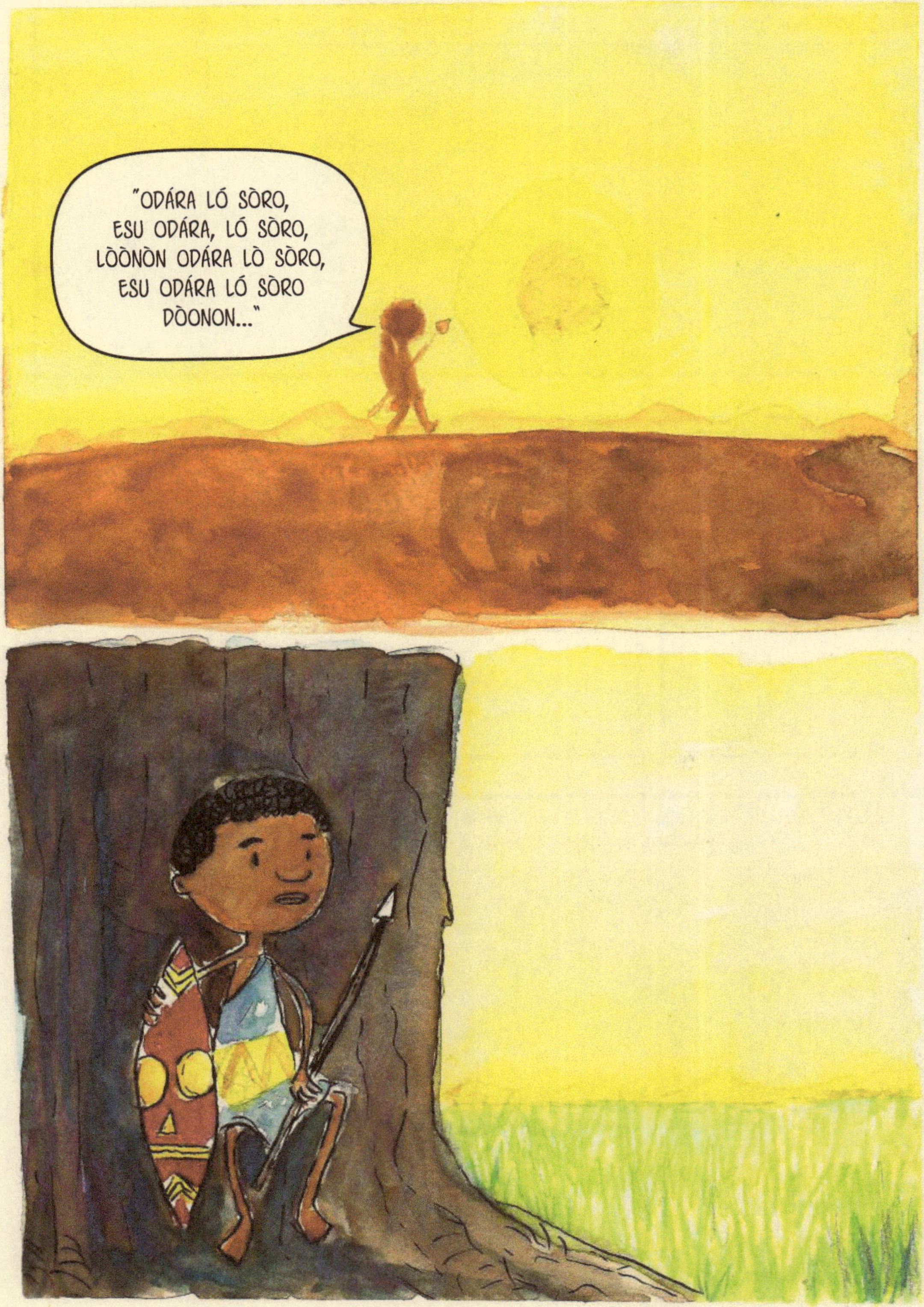
"ODÁRA LÓ SÒRO,
ESU ODÁRA, LÓ SÒRO,
LÒÒNÒN ODÁRA LÒ SÒRO,
ESU ODÁRA LÓ SÒRO
DÒONON..."

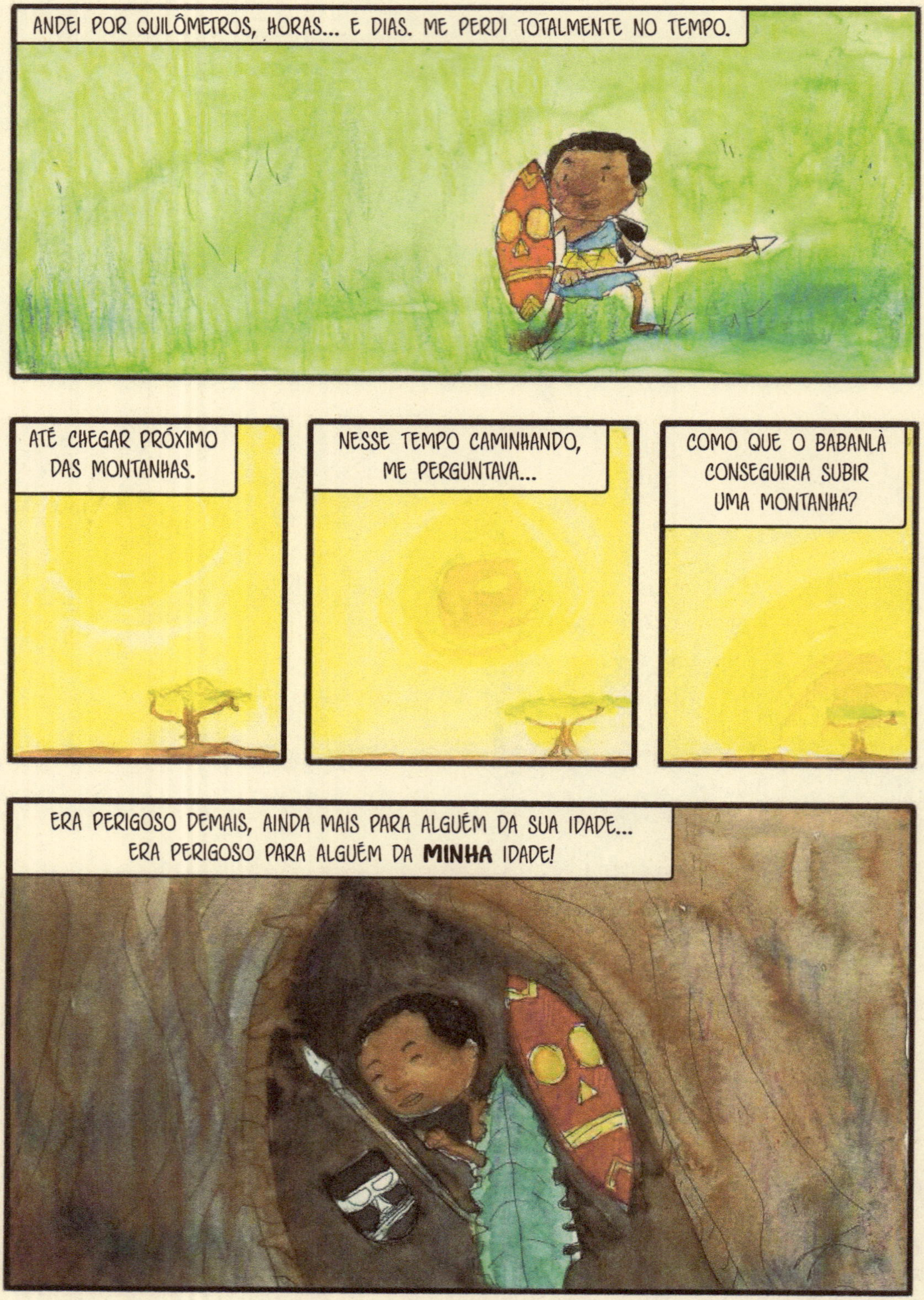
ANDEI POR QUILÔMETROS, HORAS... E DIAS. ME PERDI TOTALMENTE NO TEMPO.
ATÉ CHEGAR PRÓXIMO DAS MONTANHAS.
NESSE TEMPO CAMINHANDO, ME PERGUNTAVA...
COMO QUE O BABANLÀ CONSEGUIRIA SUBIR UMA MONTANHA?
ERA PERIGOSO DEMAIS, AINDA MAIS PARA ALGUÉM DA SUA IDADE...
ERA PERIGOSO PARA ALGUÉM DA **MINHA** IDADE!

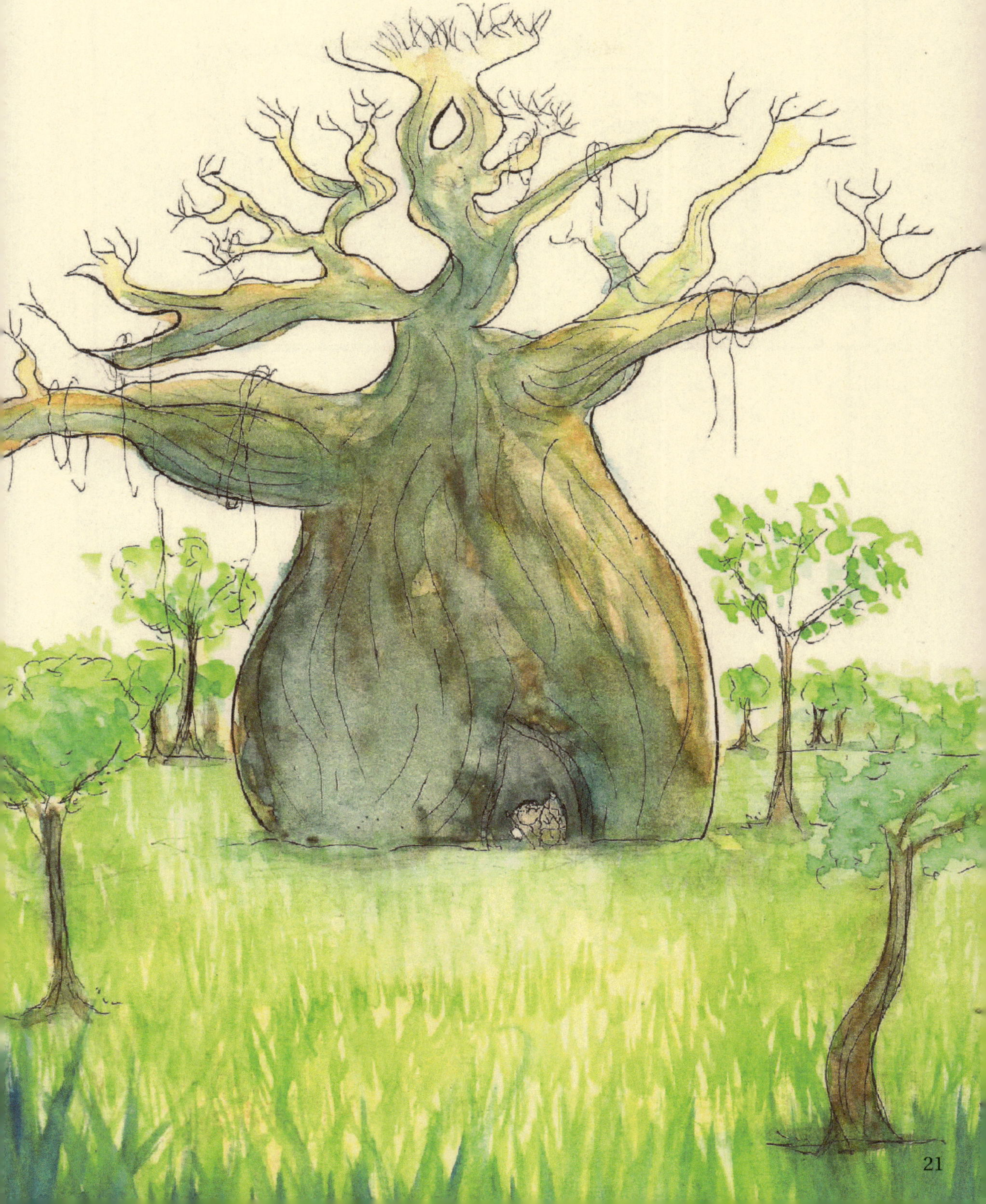

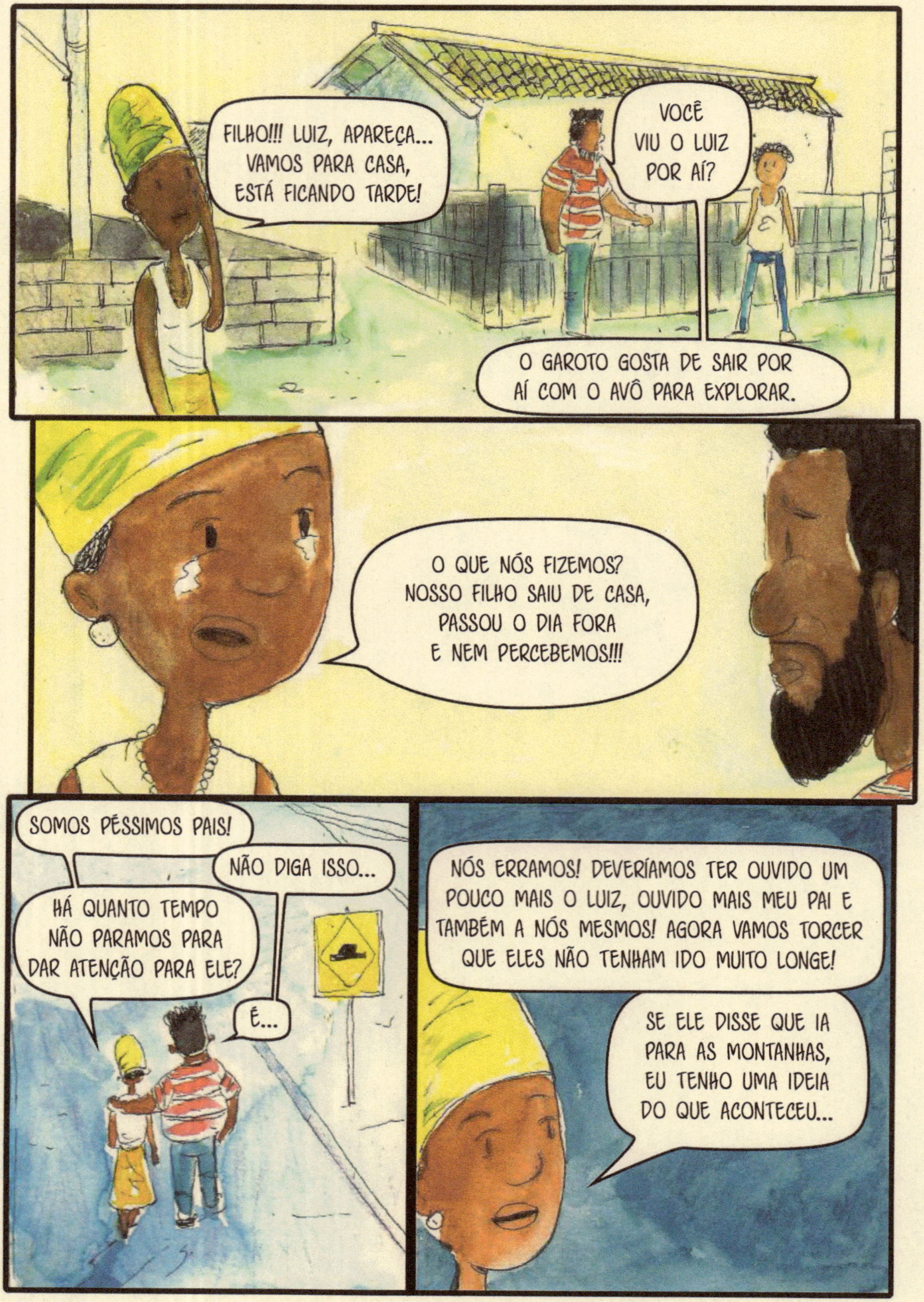
FILHO!!! LUIZ, APAREÇA... VAMOS PARA CASA, ESTÁ FICANDO TARDE!
VOCÊ VIU O LUIZ POR AÍ?
O GAROTO GOSTA DE SAIR POR AÍ COM O AVÔ PARA EXPLORAR.
O QUE NÓS FIZEMOS? NOSSO FILHO SAIU DE CASA, PASSOU O DIA FORA E NEM PERCEBEMOS!!!
SOMOS PÉSSIMOS PAIS!
NÃO DIGA ISSO...
HÁ QUANTO TEMPO NÃO PARAMOS PARA DAR ATENÇÃO PARA ELE?
É...
NÓS ERRAMOS! DEVERÍAMOS TER OUVIDO UM POUCO MAIS O LUIZ, OUVIDO MAIS MEU PAI E TAMBÉM A NÓS MESMOS! AGORA VAMOS TORCER QUE ELES NÃO TENHAM IDO MUITO LONGE!
SE ELE DISSE QUE IA PARA AS MONTANHAS, EU TENHO UMA IDEIA DO QUE ACONTECEU...

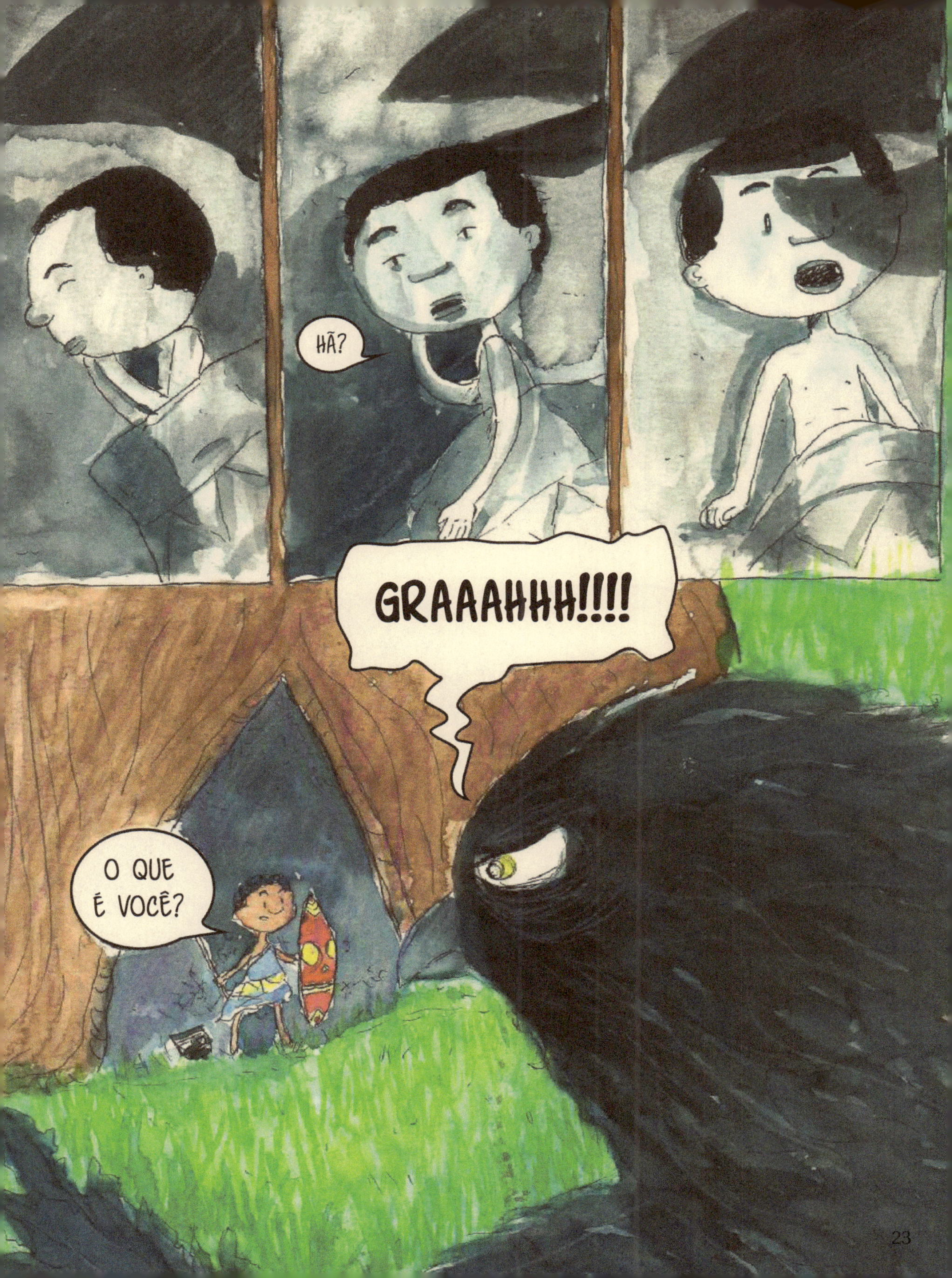
HÃ?
GRAAAHHH!!!!
O QUE
É VOCÊ?

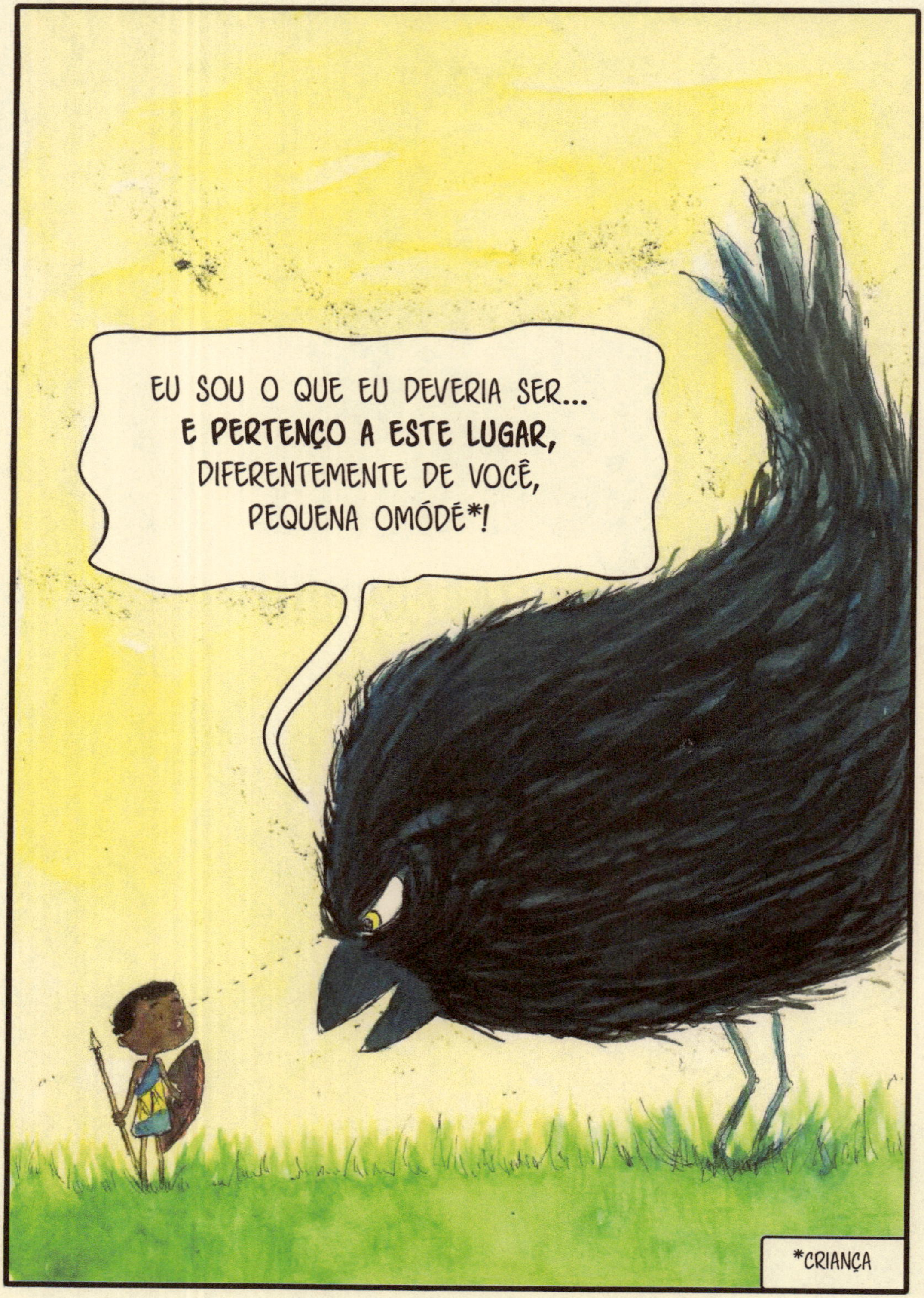
EU SOU O QUE EU DEVERIA SER...
E PERTENÇO A ESTE LUGAR,
DIFERENTEMENTE DE VOCÊ,
PEQUENA OMÓDÉ*!
*CRIANÇA

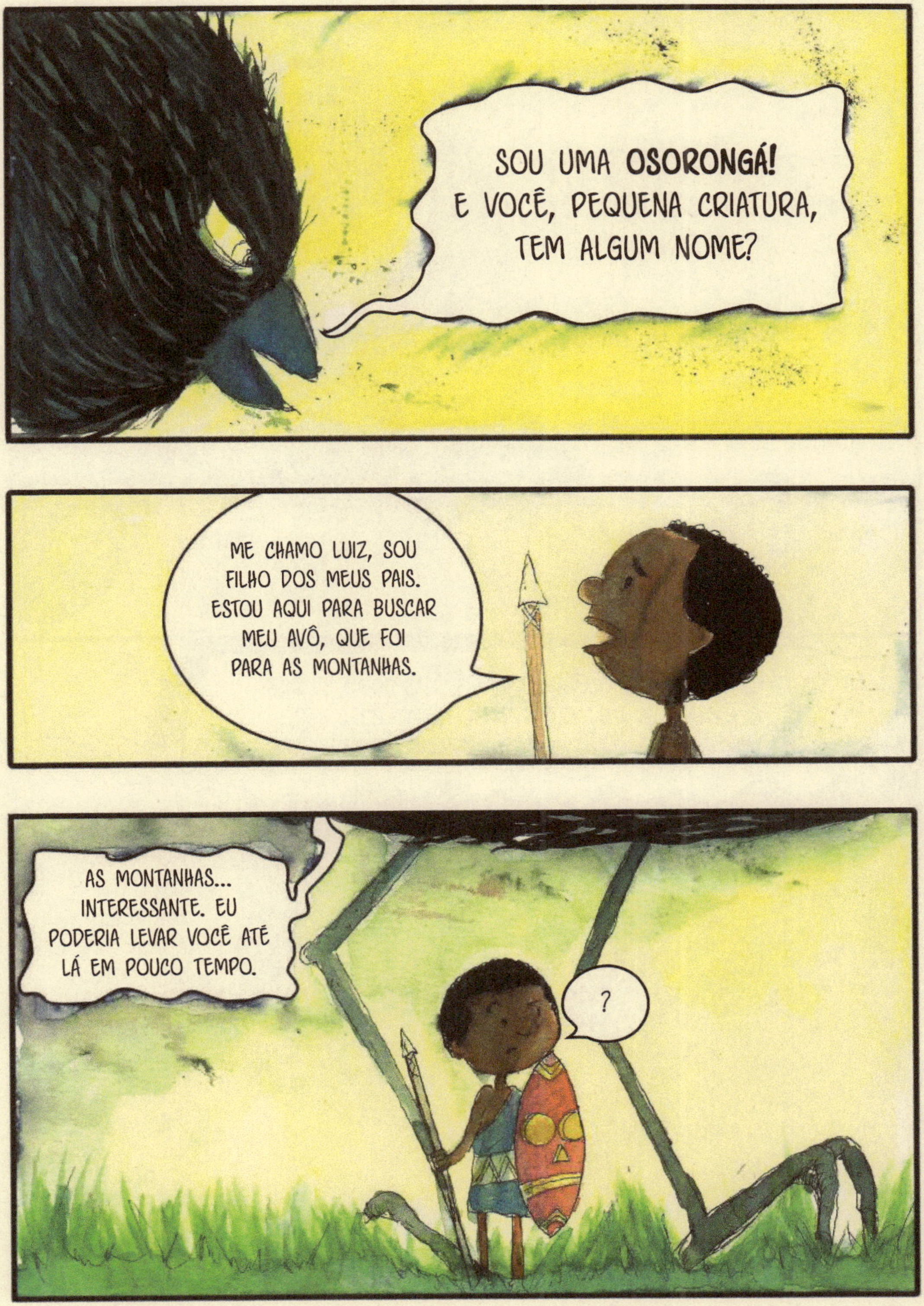
SOU UMA **OSORONGÁ!** E VOCÊ, PEQUENA CRIATURA, TEM ALGUM NOME?
ME CHAMO LUIZ, SOU FILHO DOS MEUS PAIS. ESTOU AQUI PARA BUSCAR MEU AVÔ, QUE FOI PARA AS MONTANHAS.
AS MONTANHAS... INTERESSANTE. EU PODERIA LEVAR VOCÊ ATÉ LÁ EM POUCO TEMPO.
?

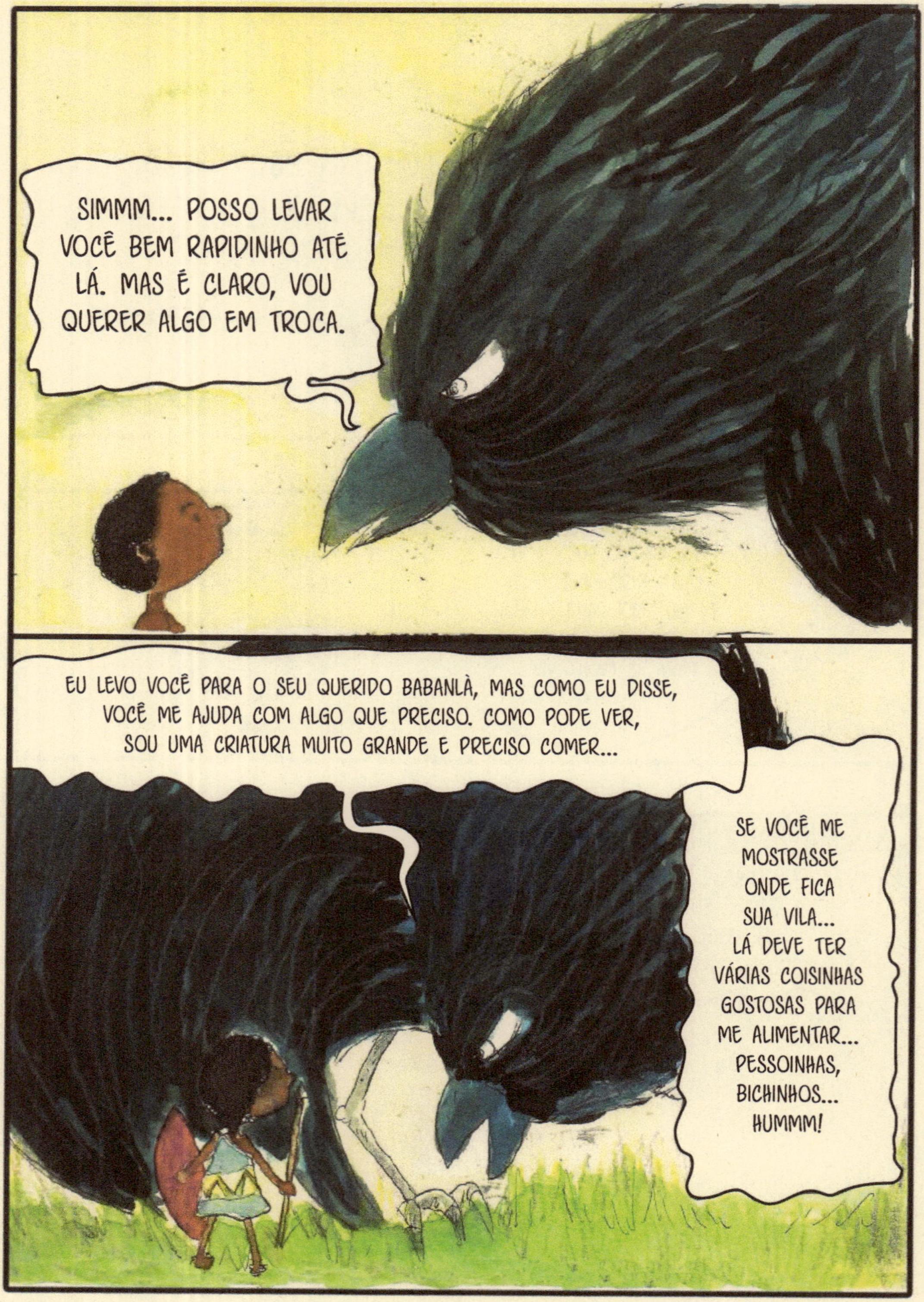
SIMMM... POSSO LEVAR VOCÊ BEM RAPIDINHO ATÉ LÁ. MAS É CLARO, VOU QUERER ALGO EM TROCA.
EU LEVO VOCÊ PARA O SEU QUERIDO BABANLÀ, MAS COMO EU DISSE, VOCÊ ME AJUDA COM ALGO QUE PRECISO. COMO PODE VER, SOU UMA CRIATURA MUITO GRANDE E PRECISO COMER...
SE VOCÊ ME MOSTRASSE ONDE FICA SUA VILA... LÁ DEVE TER VÁRIAS COISINHAS GOSTOSAS PARA ME ALIMENTAR... PESSOINHAS, BICHINHOS... HUMMM!

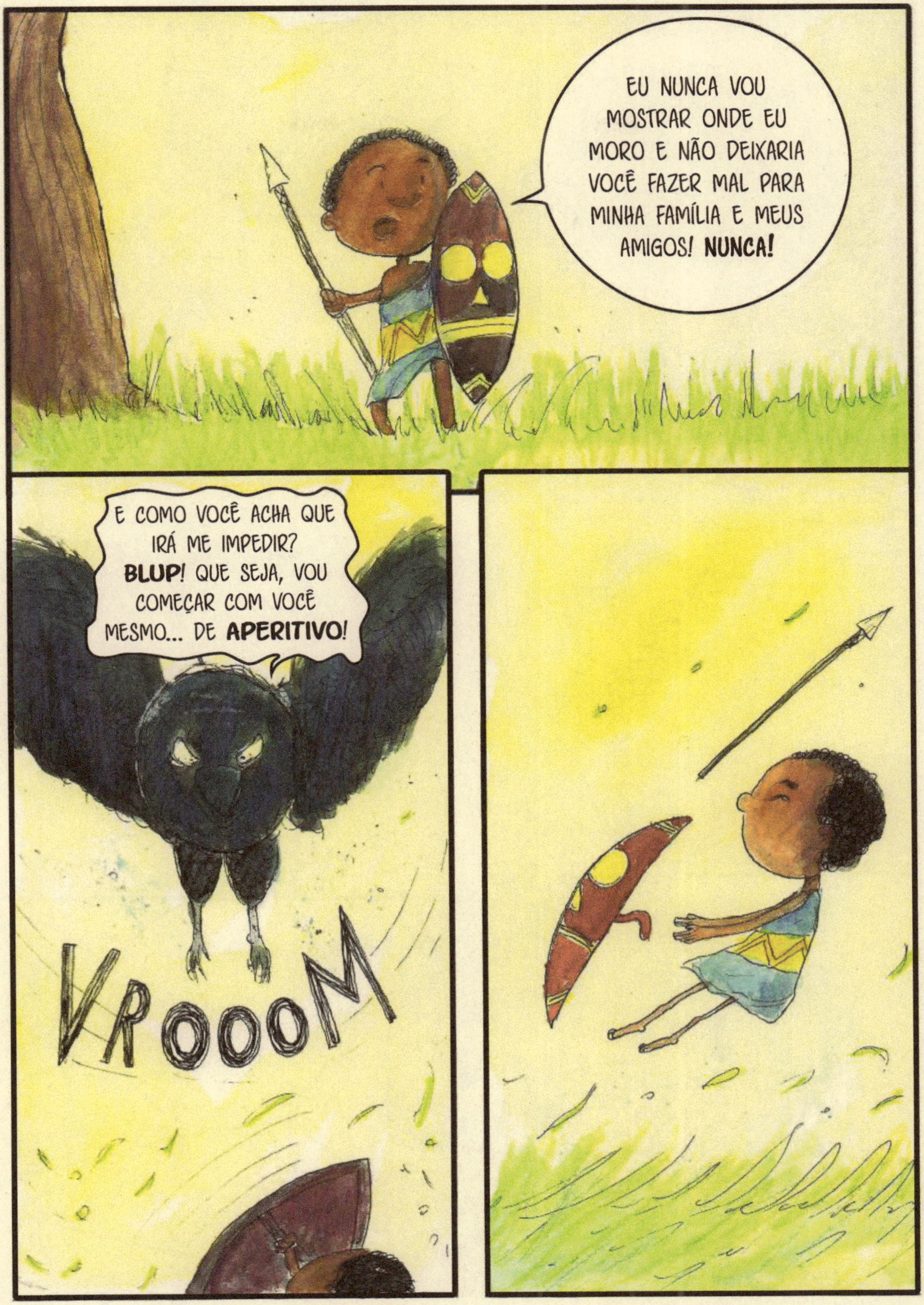
EU NUNCA VOU MOSTRAR ONDE EU MORO E NÃO DEIXARIA VOCÊ FAZER MAL PARA MINHA FAMÍLIA E MEUS AMIGOS! NUNCA!
E COMO VOCÊ ACHA QUE IRÁ ME IMPEDIR? BLUP! QUE SEJA, VOU COMEÇAR COM VOCÊ MESMO... DE APERITIVO!
VROOOM

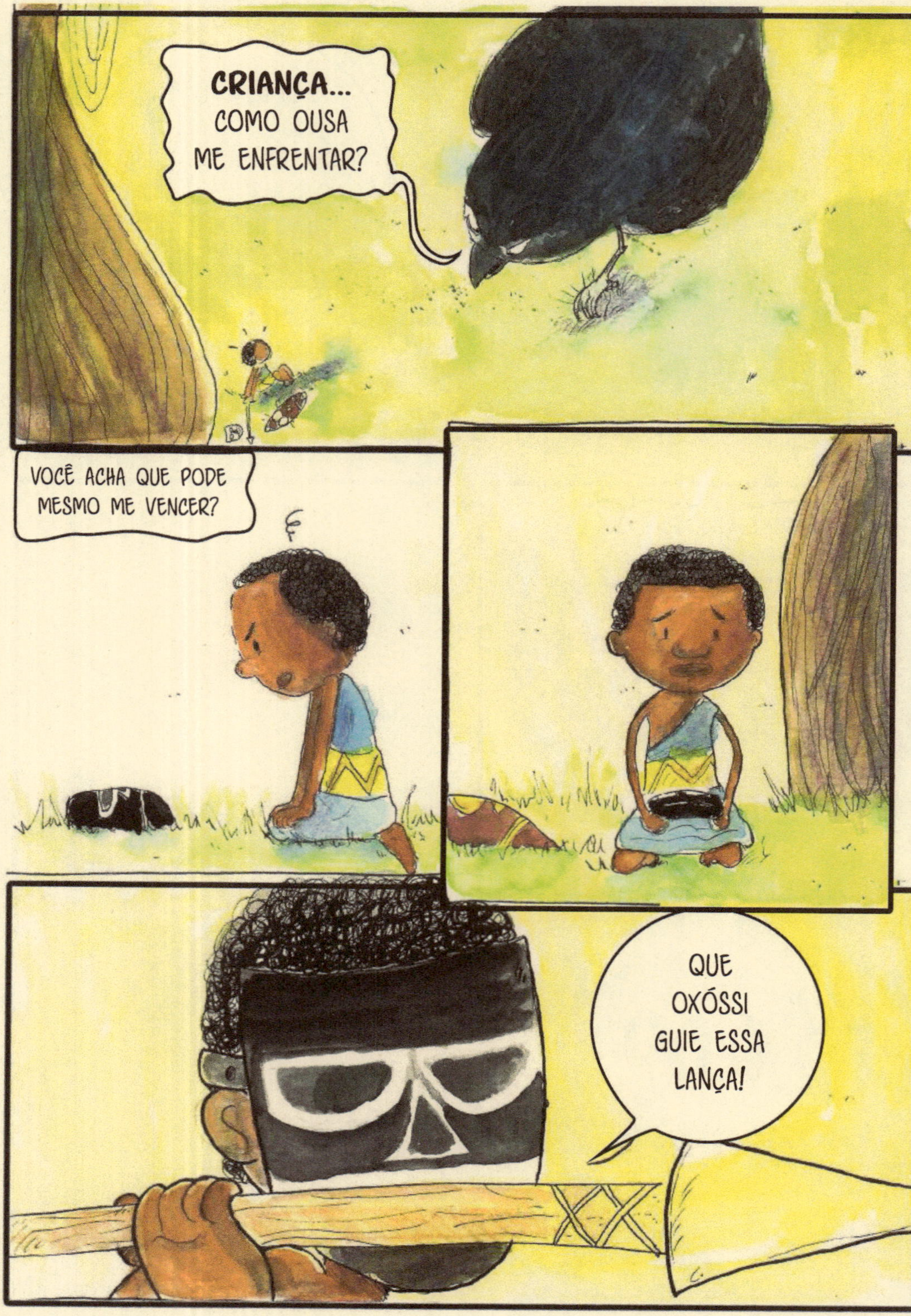
CRIANÇA...
COMO OUSA
ME ENFRENTAR?
VOCÊ ACHA QUE PODE
MESMO ME VENCER?
QUE
OXÓSSI
GUIE ESSA
LANÇA!

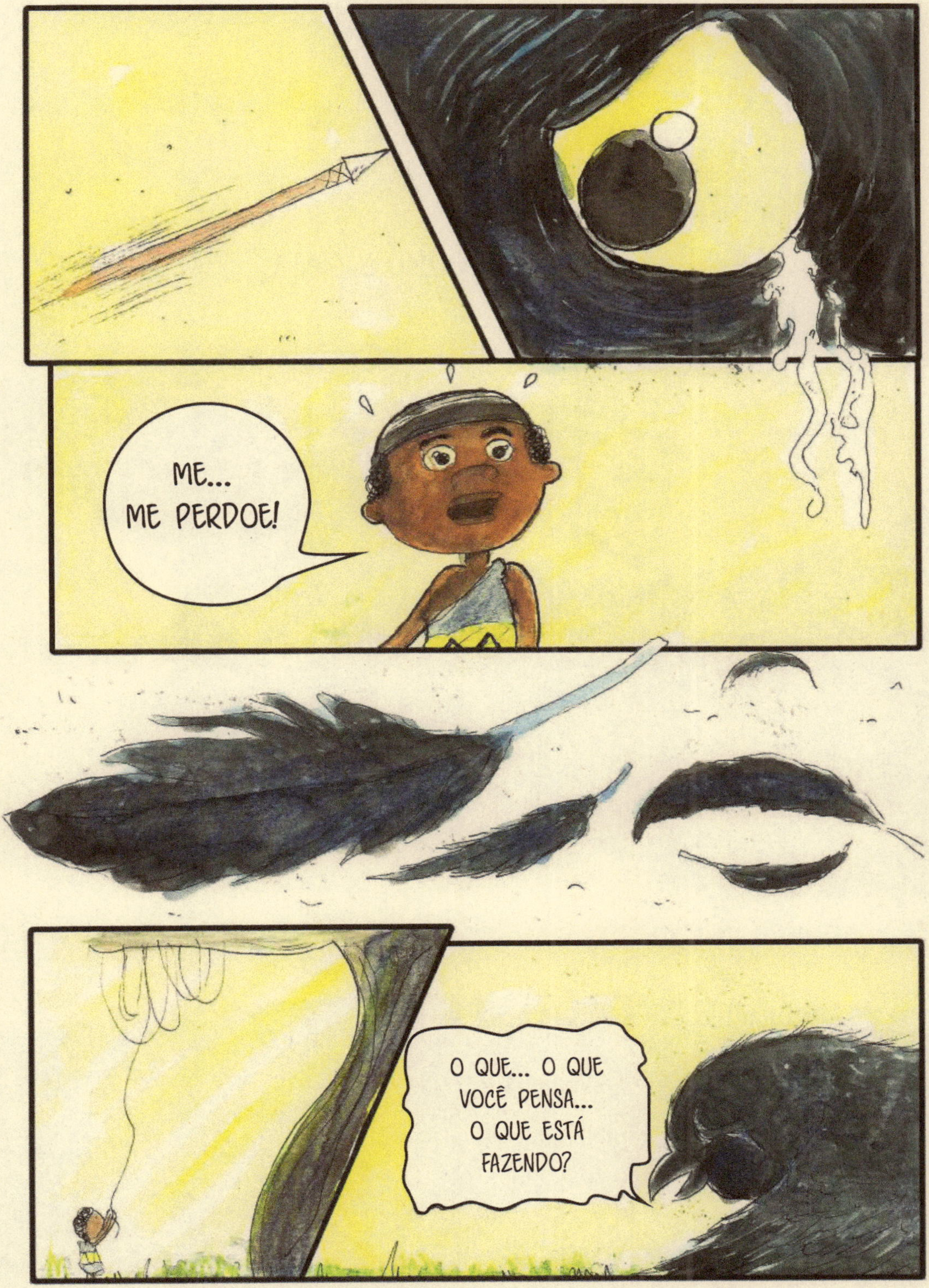
ME...
ME PERDOE!
O QUE... O QUE VOCÊ PENSA... O QUE ESTÁ FAZENDO?

INDO BUSCAR MEU BABANLÁ.

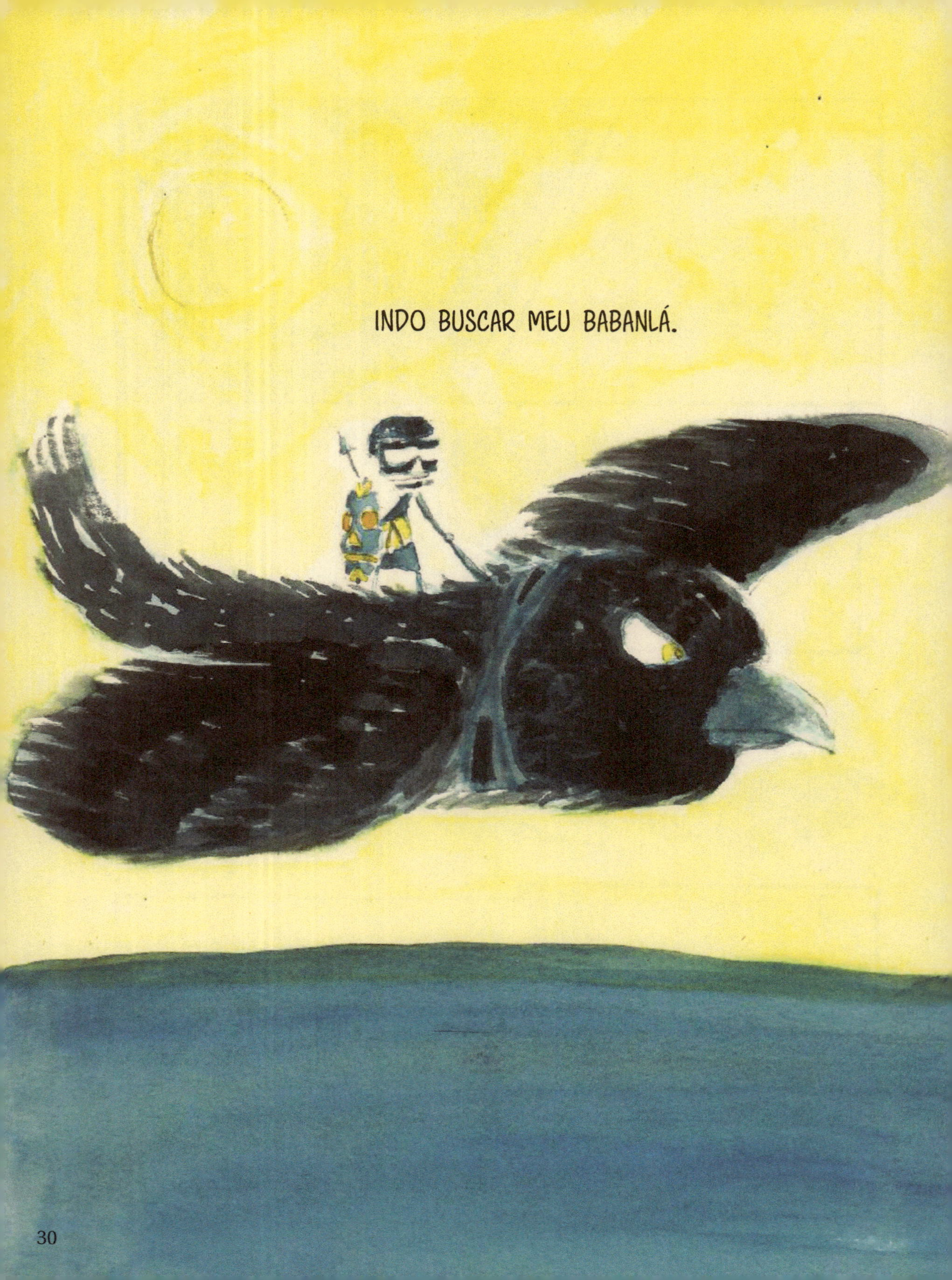

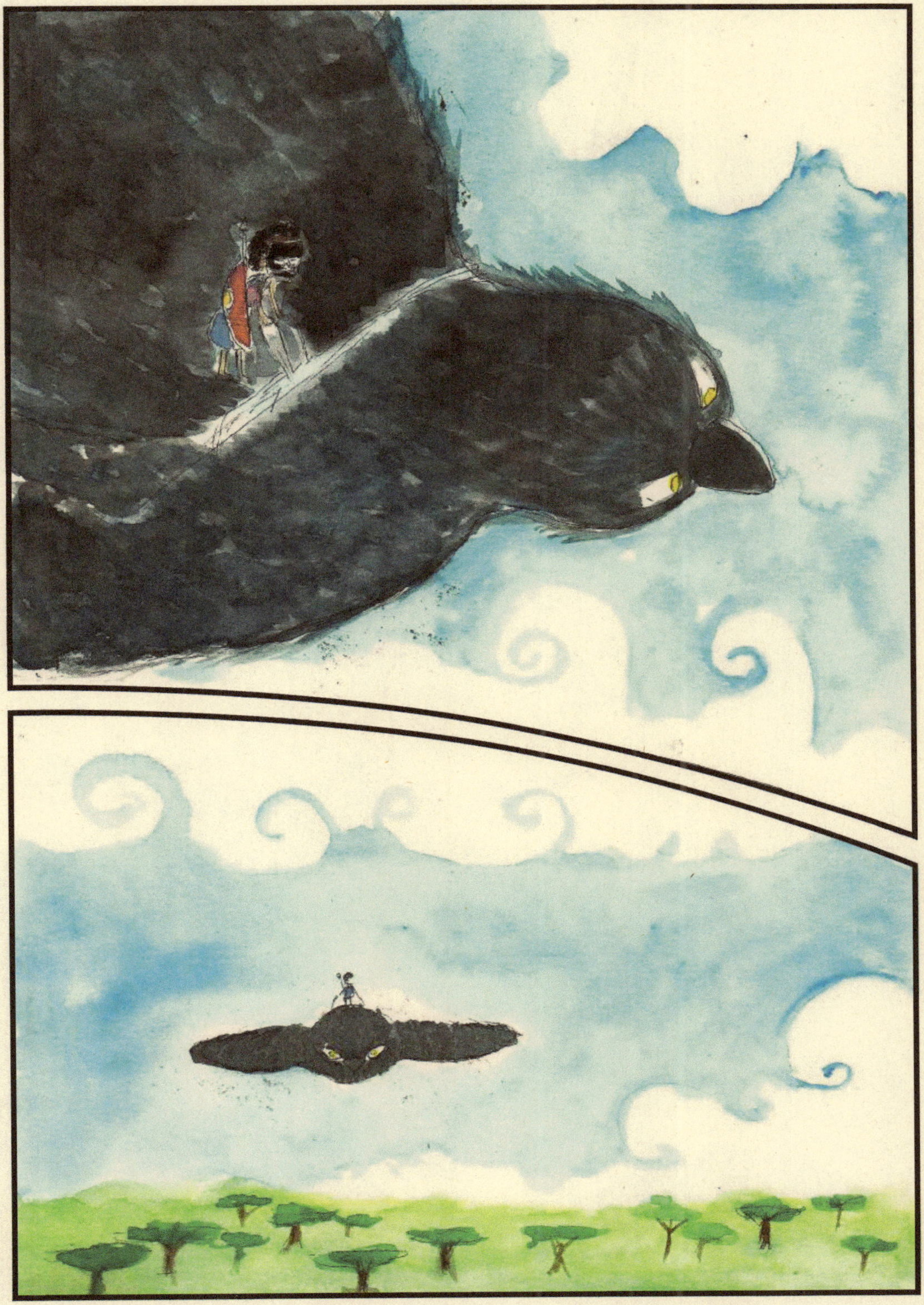

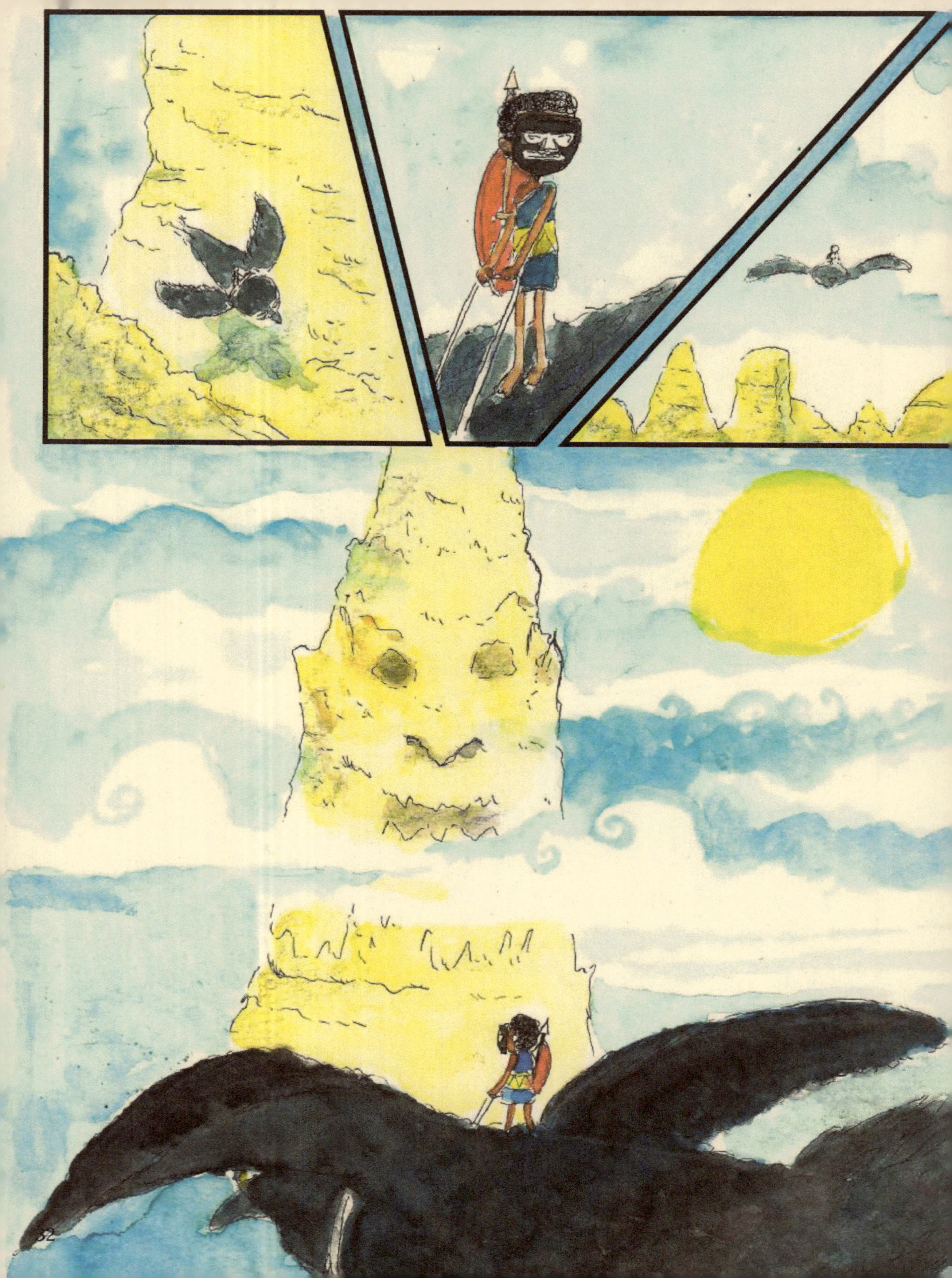

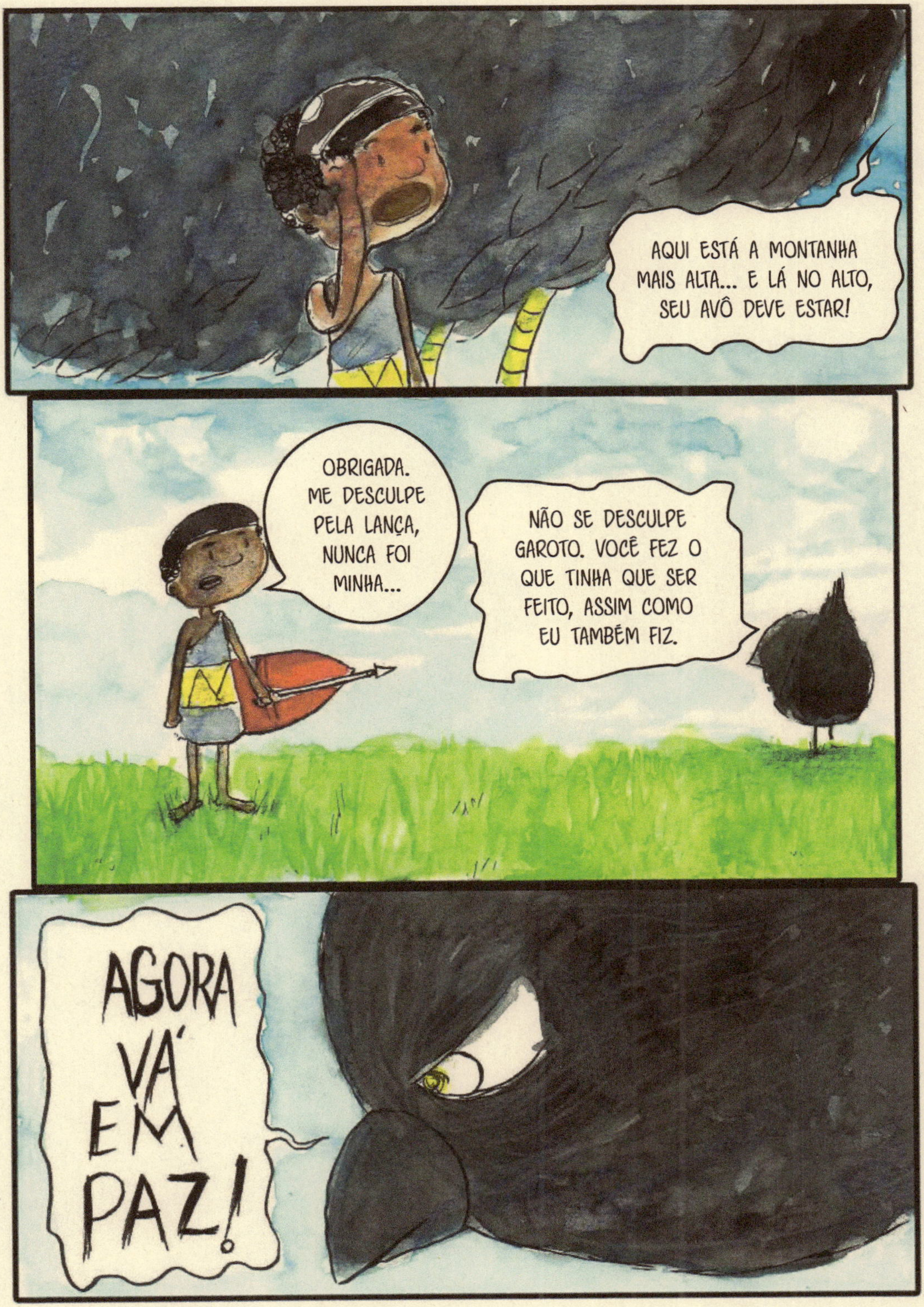
AQUI ESTÁ A MONTANHA MAIS ALTA... E LÁ NO ALTO, SEU AVÔ DEVE ESTAR!
OBRIGADA. ME DESCULPE PELA LANÇA, NUNCA FOI MINHA...
NÃO SE DESCULPE GAROTO. VOCÊ FEZ O QUE TINHA QUE SER FEITO, ASSIM COMO EU TAMBÉM FIZ.
AGORA VÁ EM PAZ!

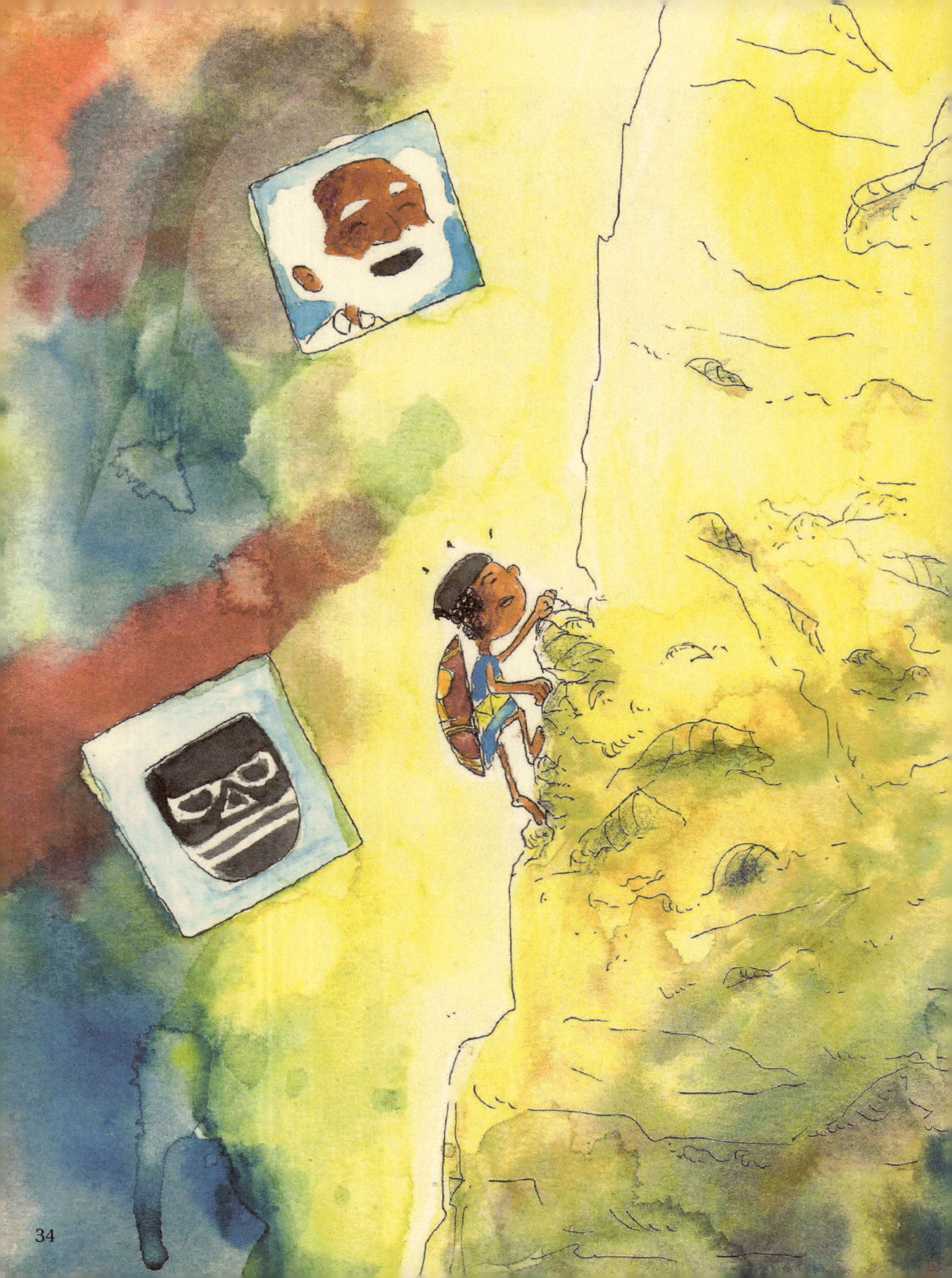

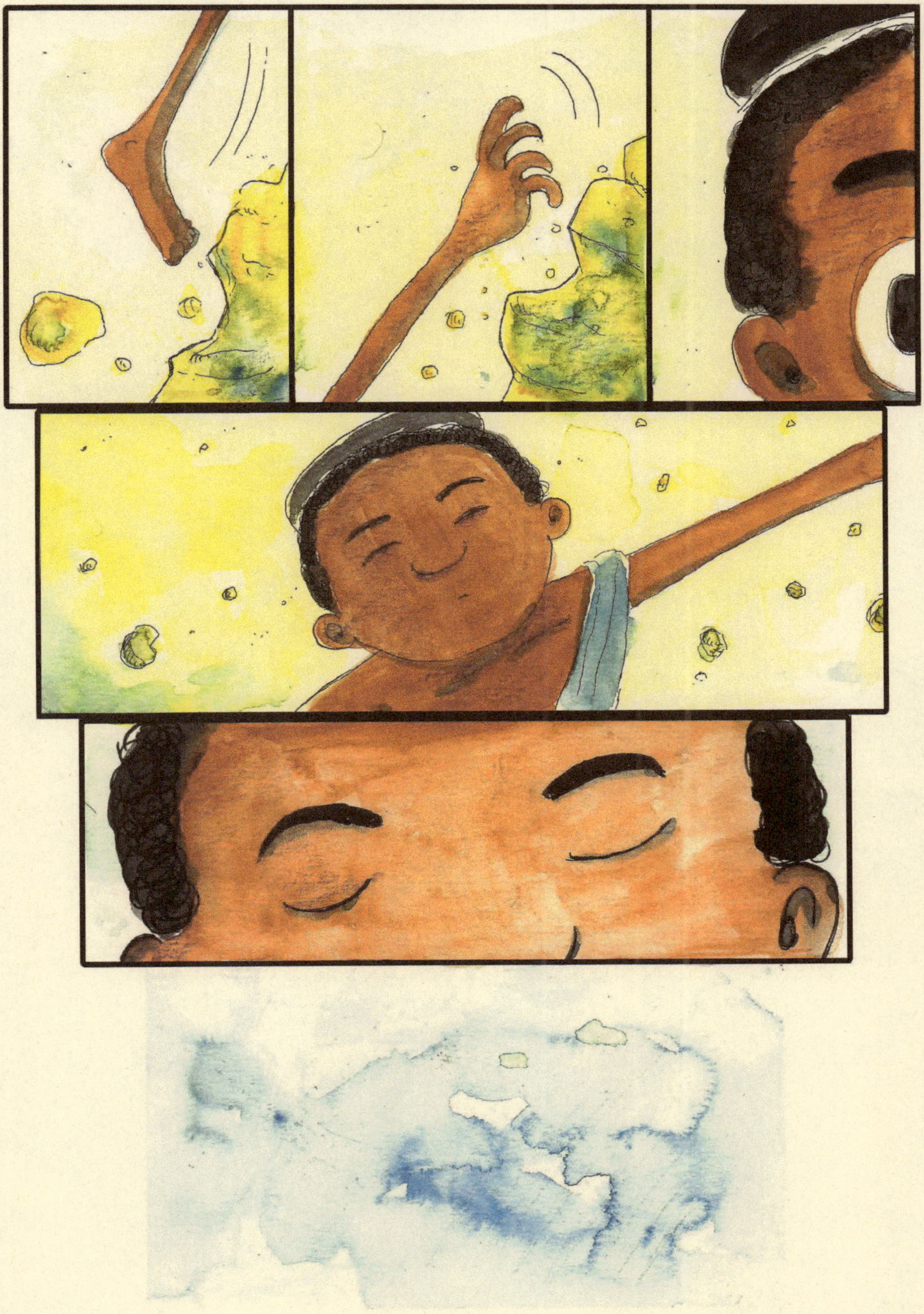

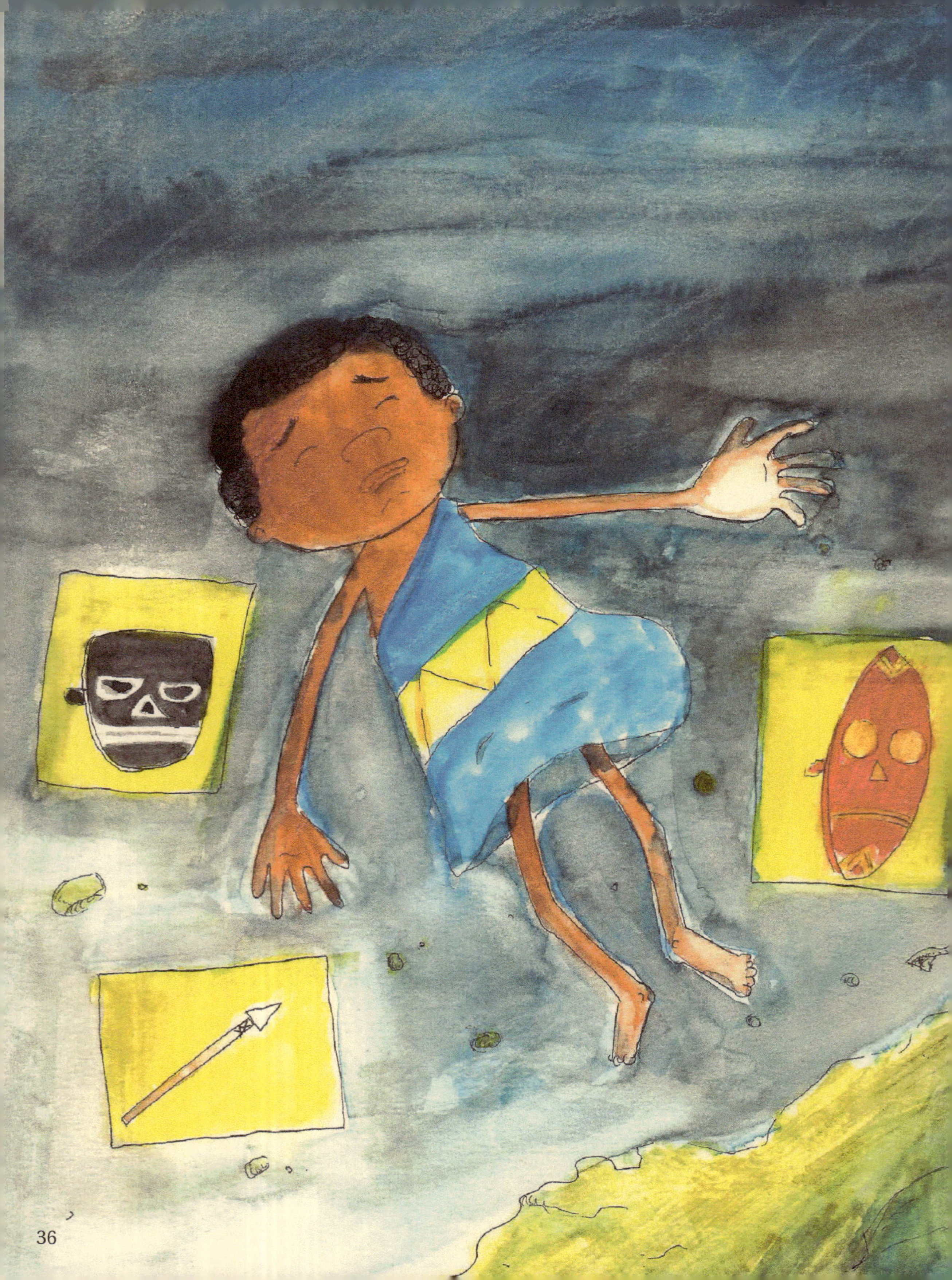

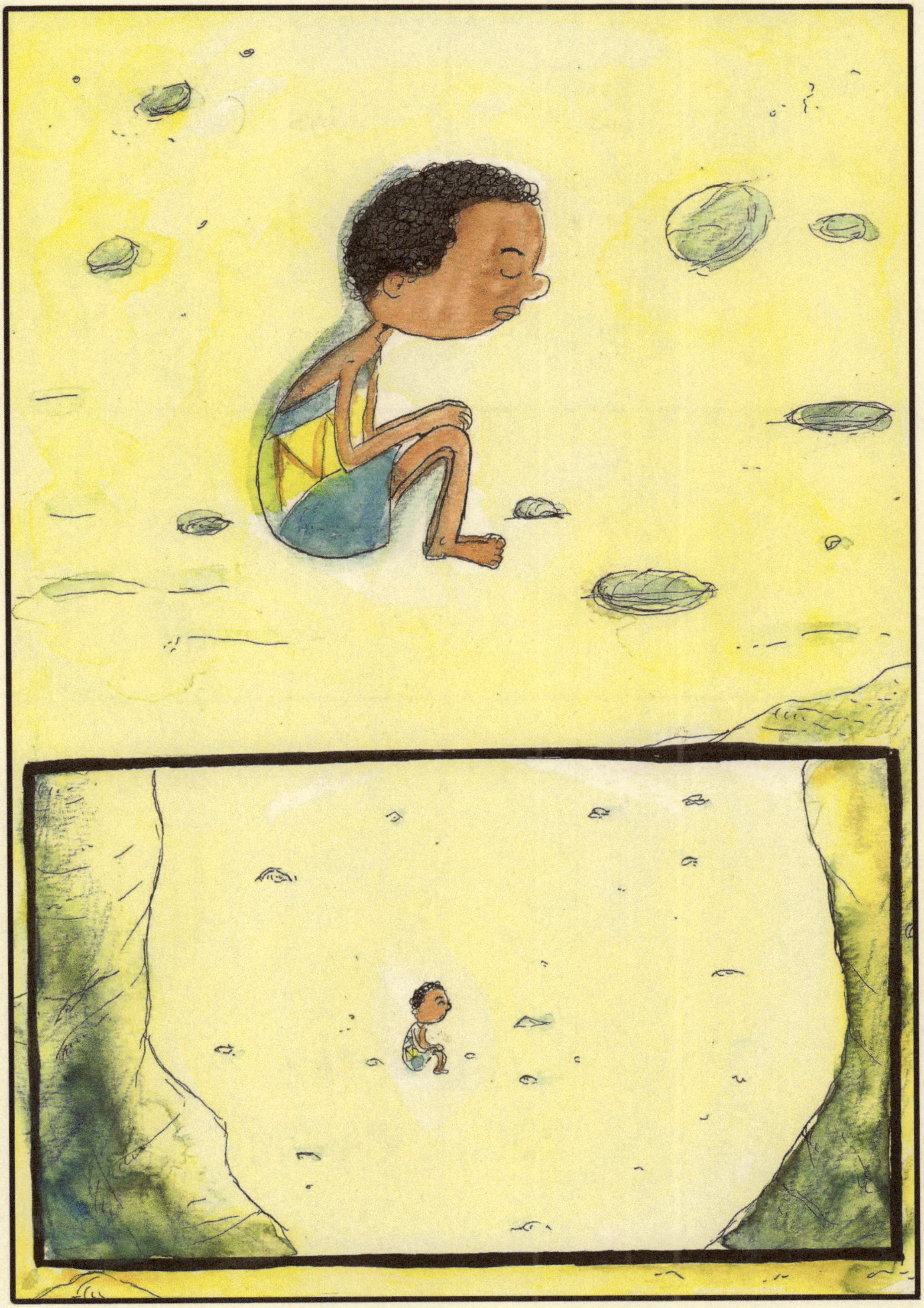

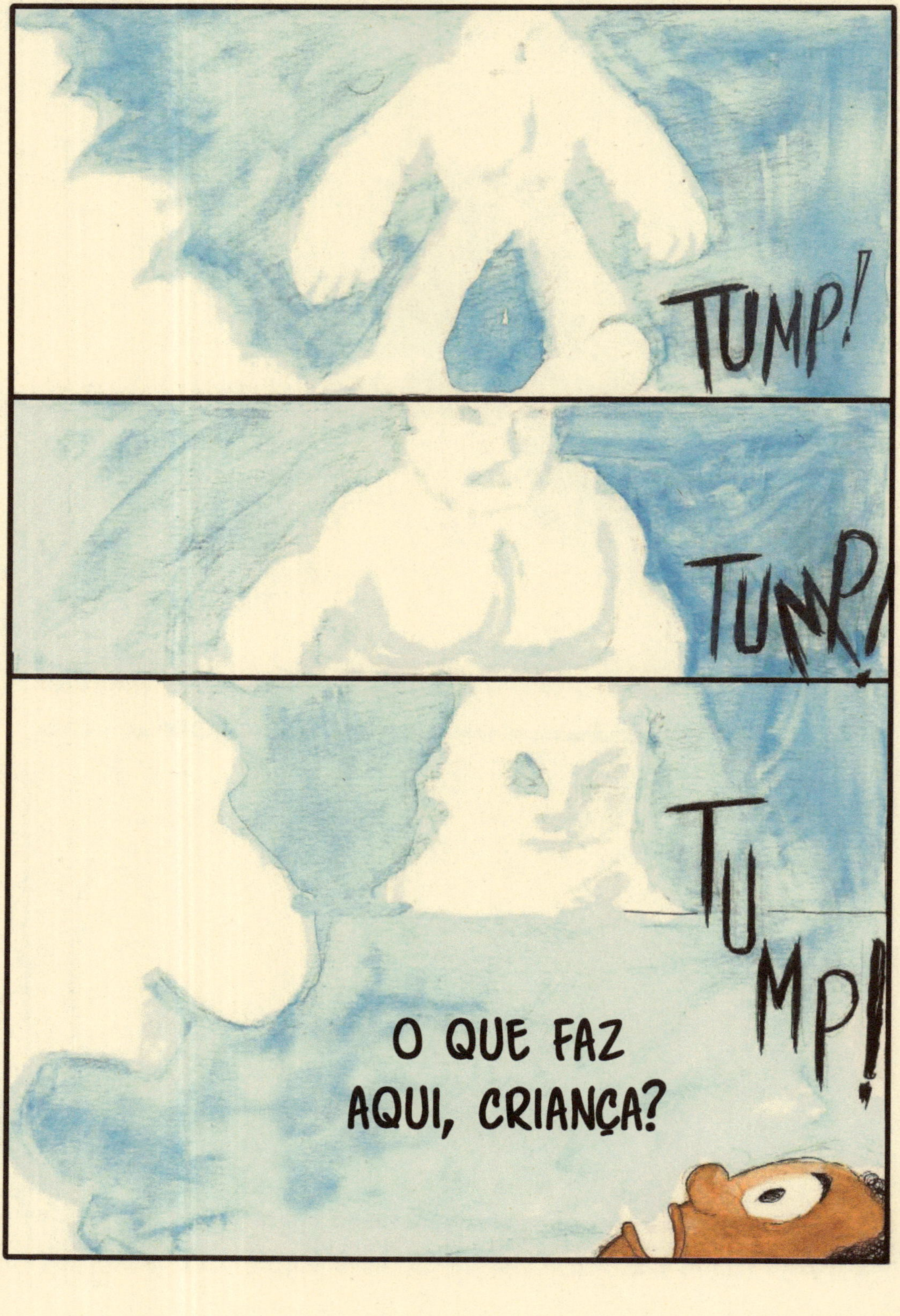
TUMP!
TUMP!
TUMP!
O QUE FAZ
AQUI, CRIANÇA?

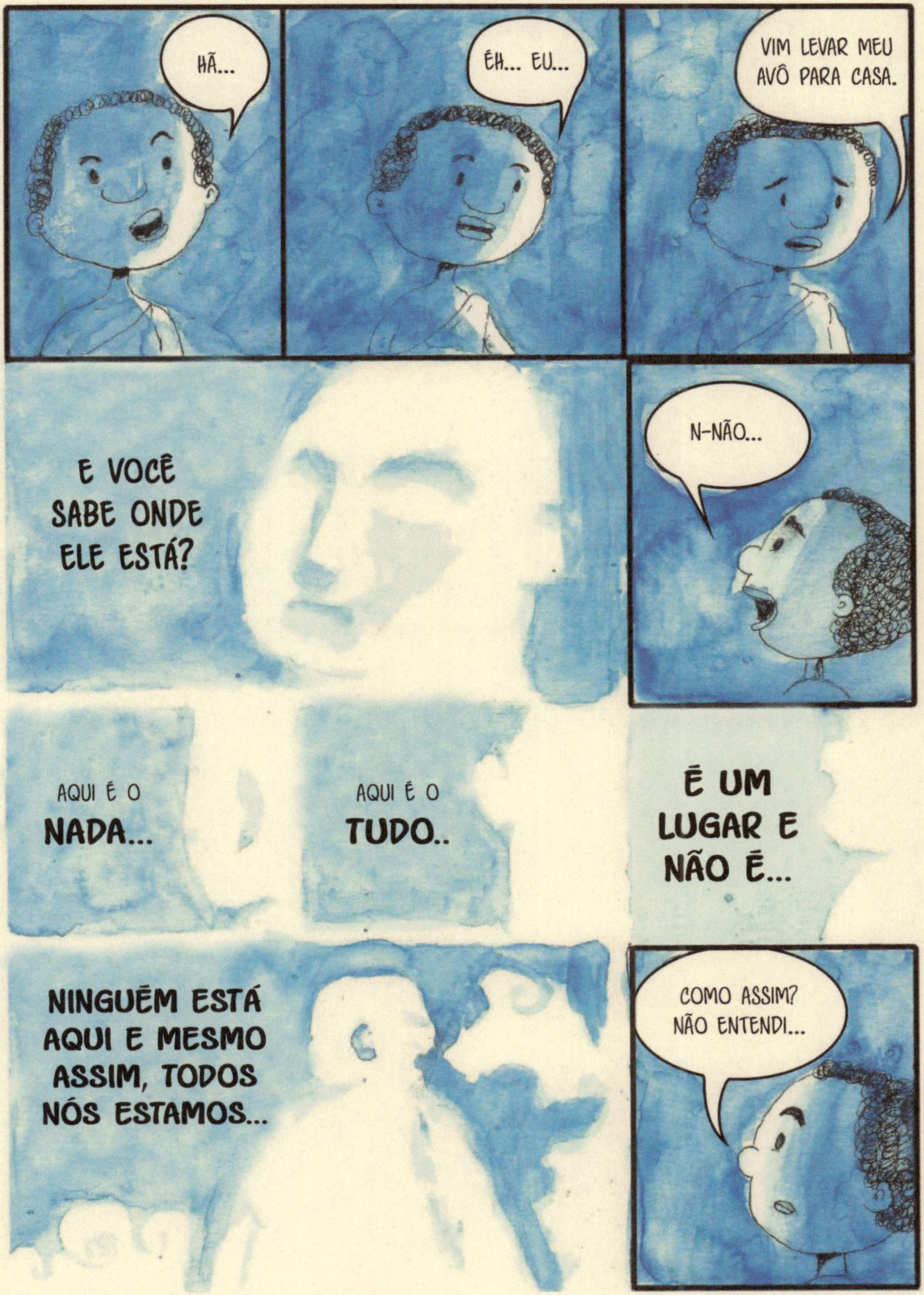
HÃ...
ÉH... EU...
VIM LEVAR MEU AVÔ PARA CASA.
E VOCÊ SABE ONDE ELE ESTÁ?
N-NÃO...
AQUI É O NADA...
AQUI É O TUDO..
É UM LUGAR E NÃO É...
NINGUÉM ESTÁ AQUI E MESMO ASSIM, TODOS NÓS ESTAMOS...
COMO ASSIM? NÃO ENTENDI...

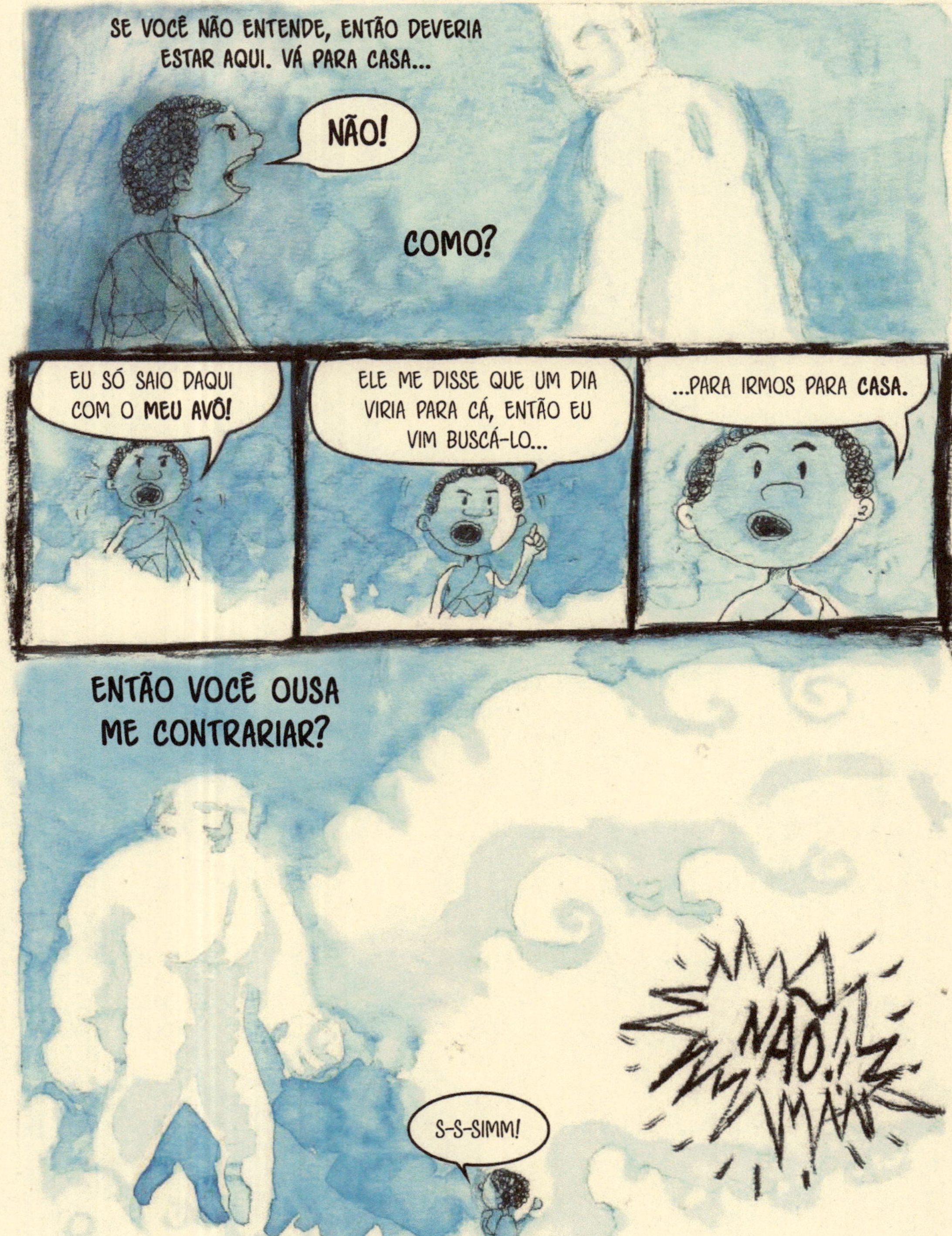
SE VOCÊ NÃO ENTENDE, ENTÃO DEVERIA ESTAR AQUI. VÁ PARA CASA...
NÃO!
COMO?
EU SÓ SAIO DAQUI COM O MEU AVÔ!
ELE ME DISSE QUE UM DIA VIRIA PARA CÁ, ENTÃO EU VIM BUSCÁ-LO...
...PARA IRMOS PARA CASA.
ENTÃO VOCÊ OUSA ME CONTRARIAR?
S-S-SIMM!
NÃO!

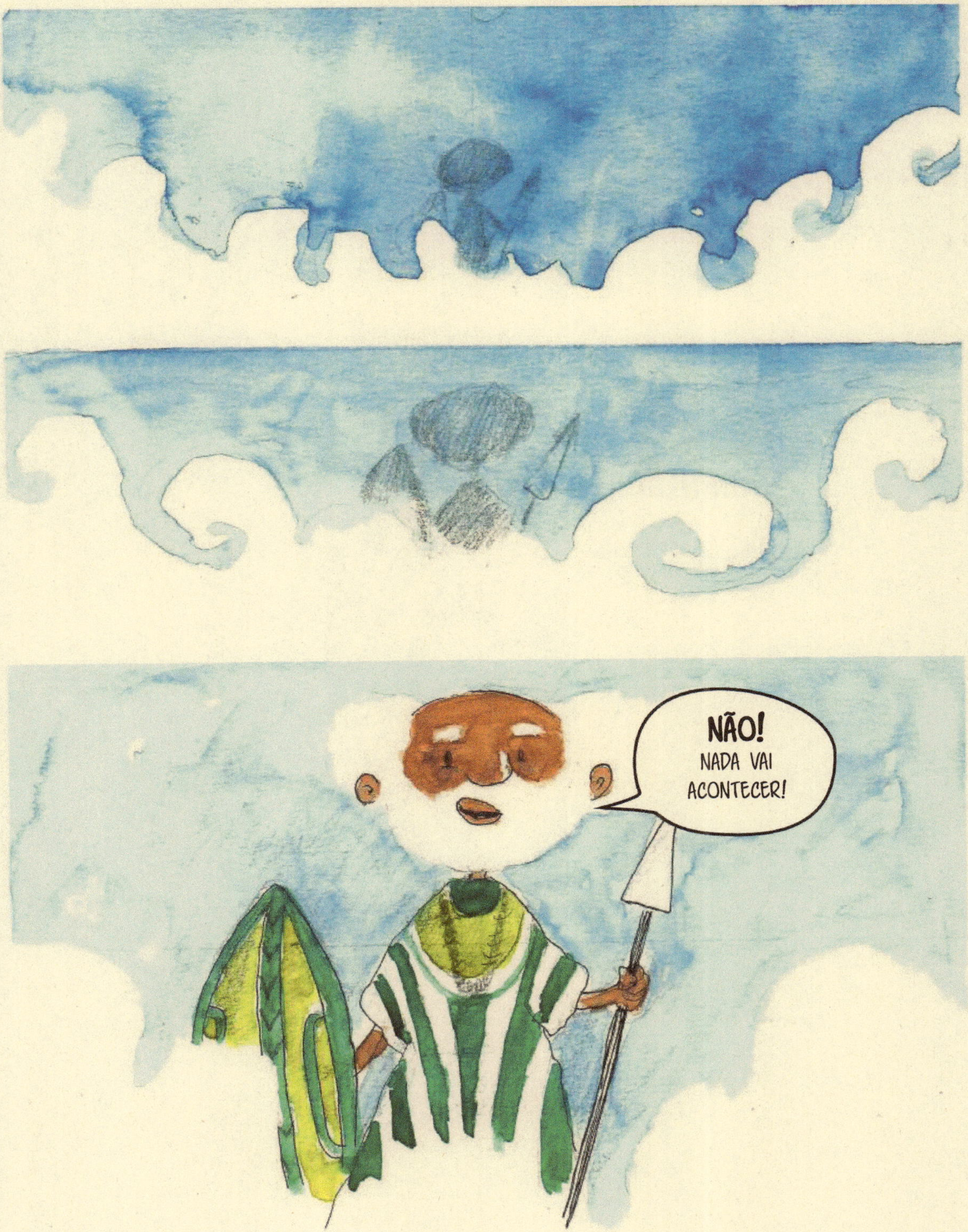
NÃO!
NADA VAI ACONTECER!

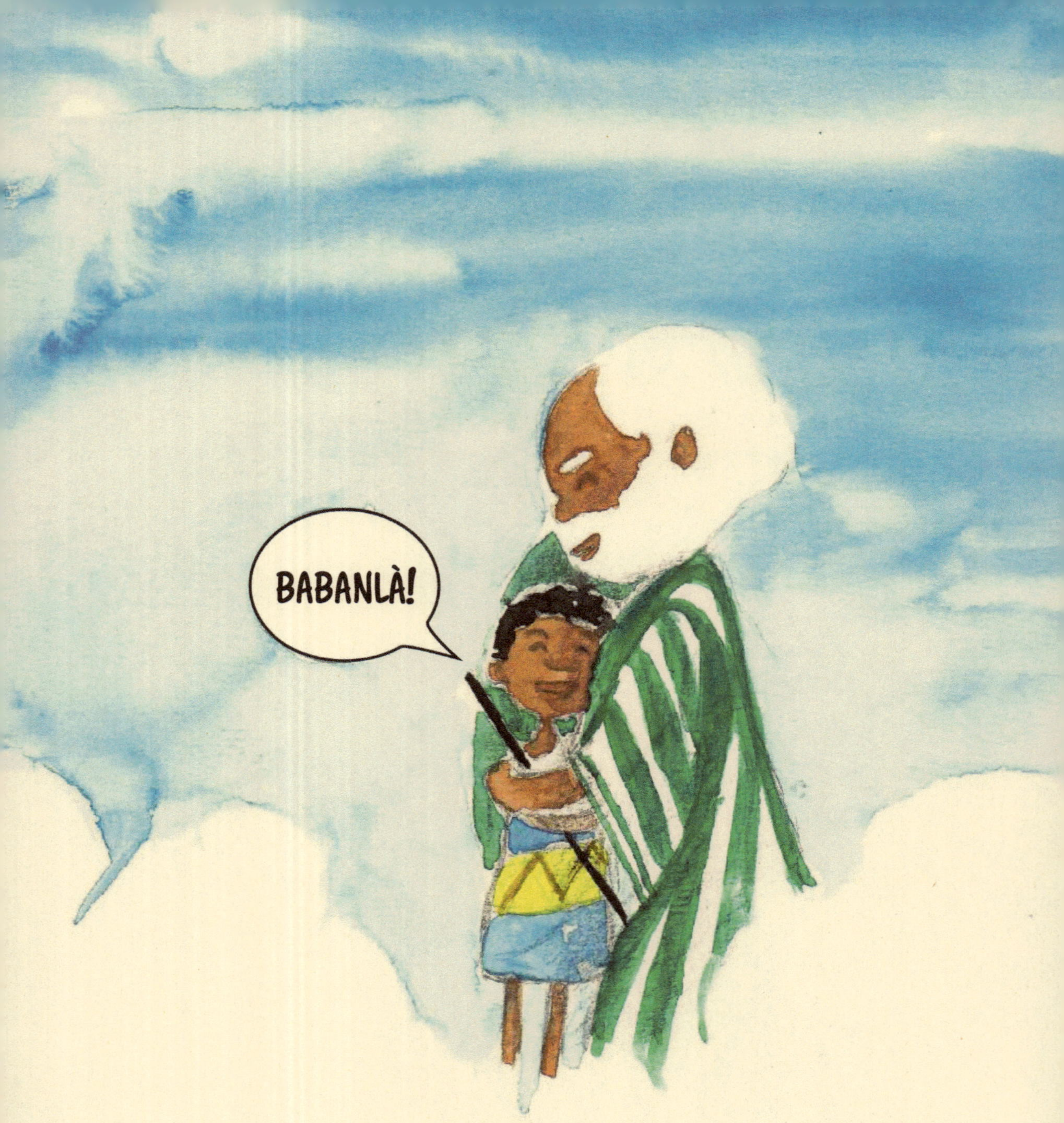
BABANLÀ!

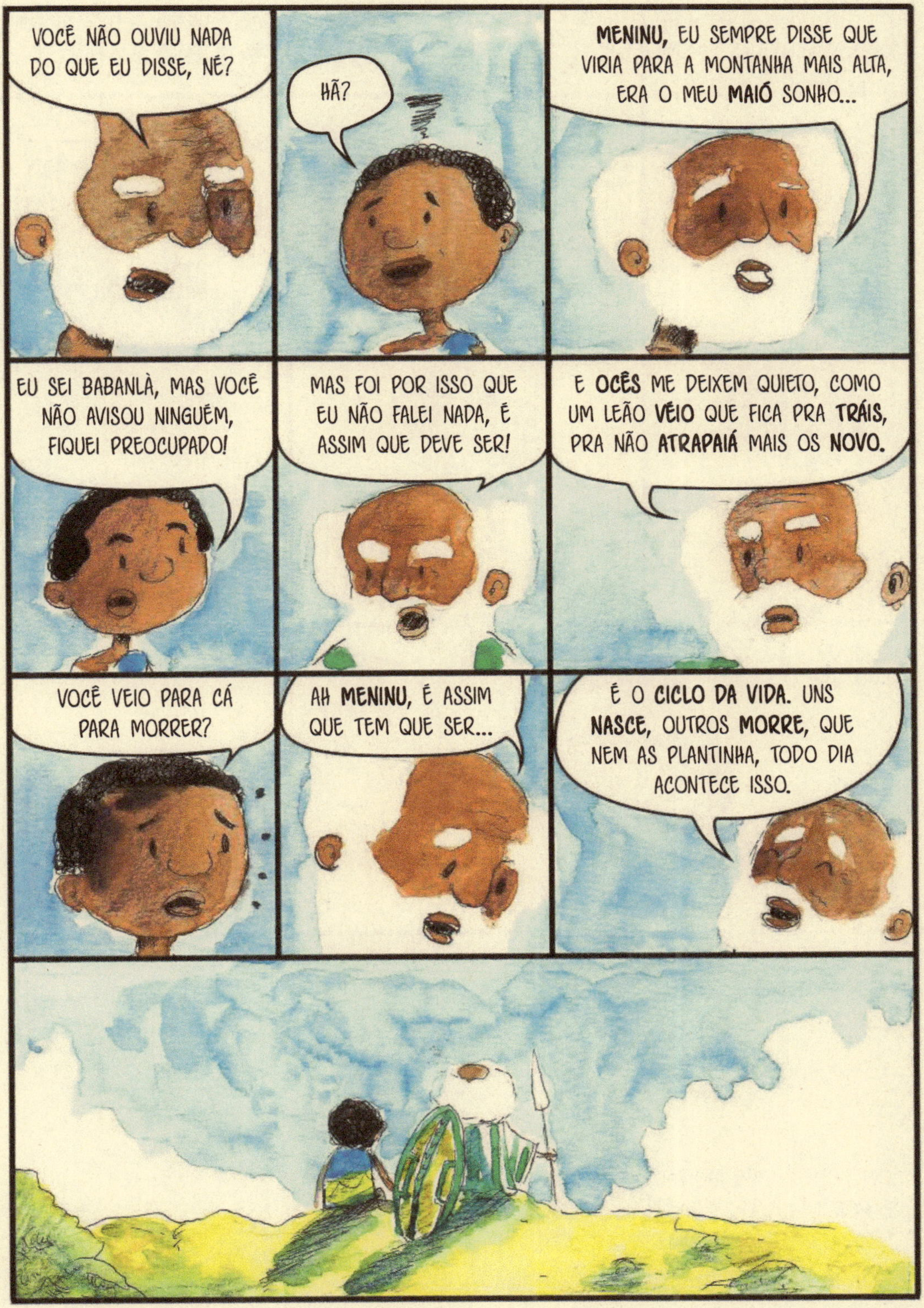
VOCÊ NÃO OUVIU NADA DO QUE EU DISSE, NÉ?
HÃ?
MENINU, EU SEMPRE DISSE QUE VIRIA PARA A MONTANHA MAIS ALTA, ERA O MEU MAIÓ SONHO...
EU SEI BABANLÀ, MAS VOCÊ NÃO AVISOU NINGUÉM, FIQUEI PREOCUPADO!
MAS FOI POR ISSO QUE EU NÃO FALEI NADA, É ASSIM QUE DEVE SER!
E OCÊS ME DEIXEM QUIETO, COMO UM LEÃO VÉIO QUE FICA PRA TRÁIS, PRA NÃO ATRAPAIÁ MAIS OS NOVO.
VOCÊ VEIO PARA CÁ PARA MORRER?
AH MENINU, É ASSIM QUE TEM QUE SER...
É O CICLO DA VIDA. UNS NASCE, OUTROS MORRE, QUE NEM AS PLANTINHA, TODO DIA ACONTECE ISSO.

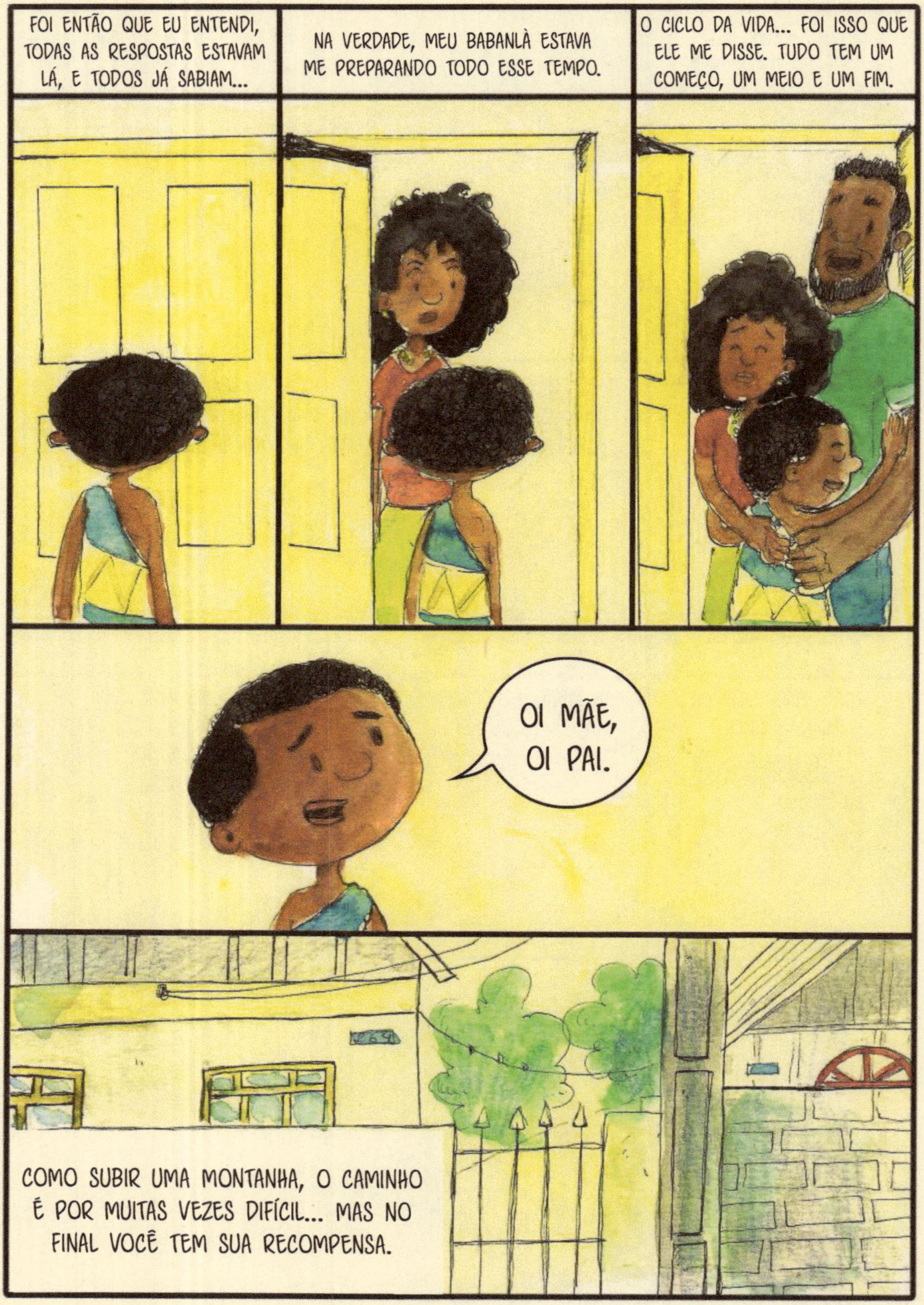
FOI ENTÃO QUE EU ENTENDI, TODAS AS RESPOSTAS ESTAVAM LÁ, E TODOS JÁ SABIAM...
NA VERDADE, MEU BABANLÀ ESTAVA ME PREPARANDO TODO ESSE TEMPO.
O CICLO DA VIDA... FOI ISSO QUE ELE ME DISSE. TUDO TEM UM COMEÇO, UM MEIO E UM FIM.
OI MÃE, OI PAI.
COMO SUBIR UMA MONTANHA, O CAMINHO É POR MUITAS VEZES DIFÍCIL... MAS NO FINAL VOCÊ TEM SUA RECOMPENSA.

UM DESCANSO MERECIDO...

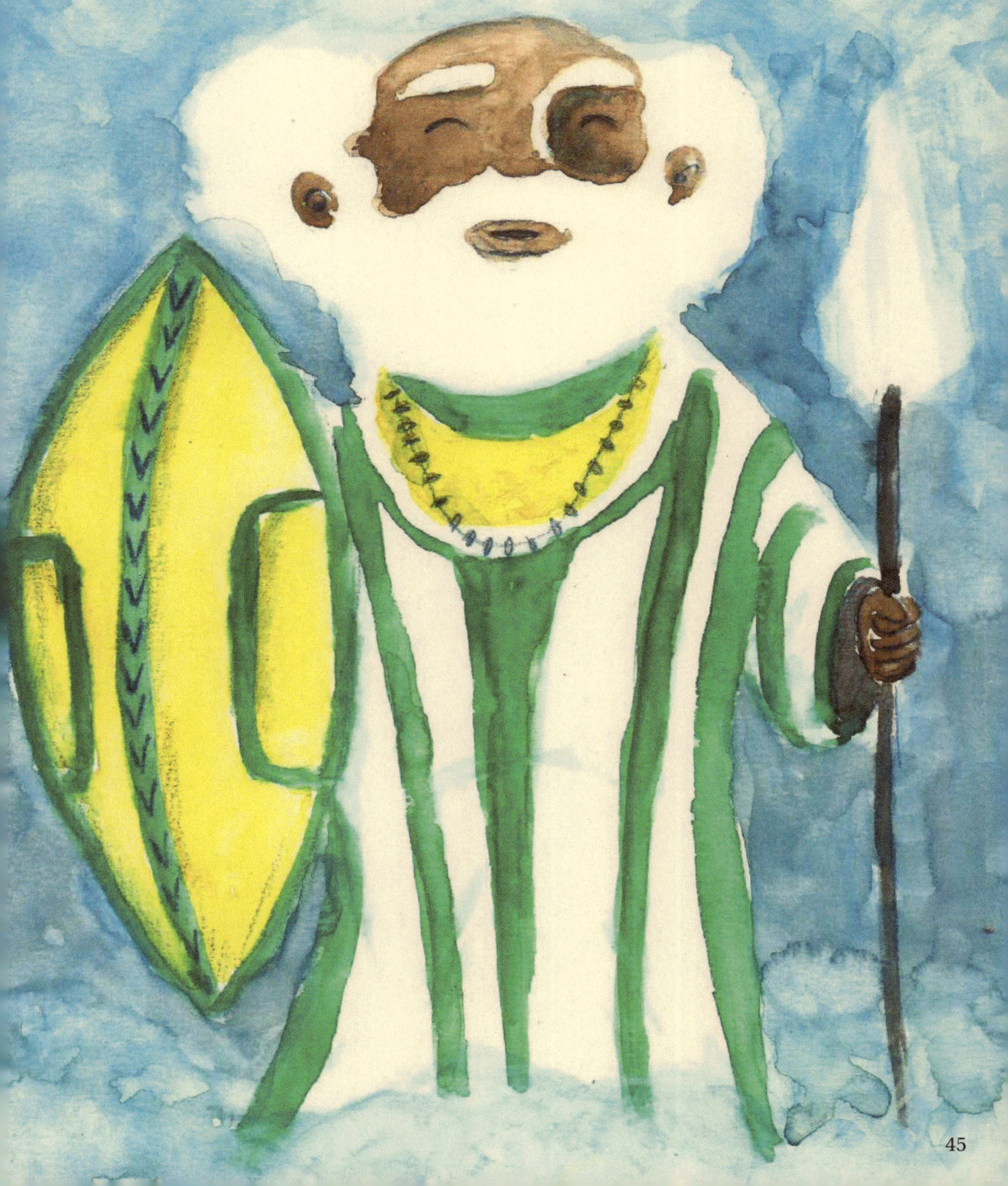

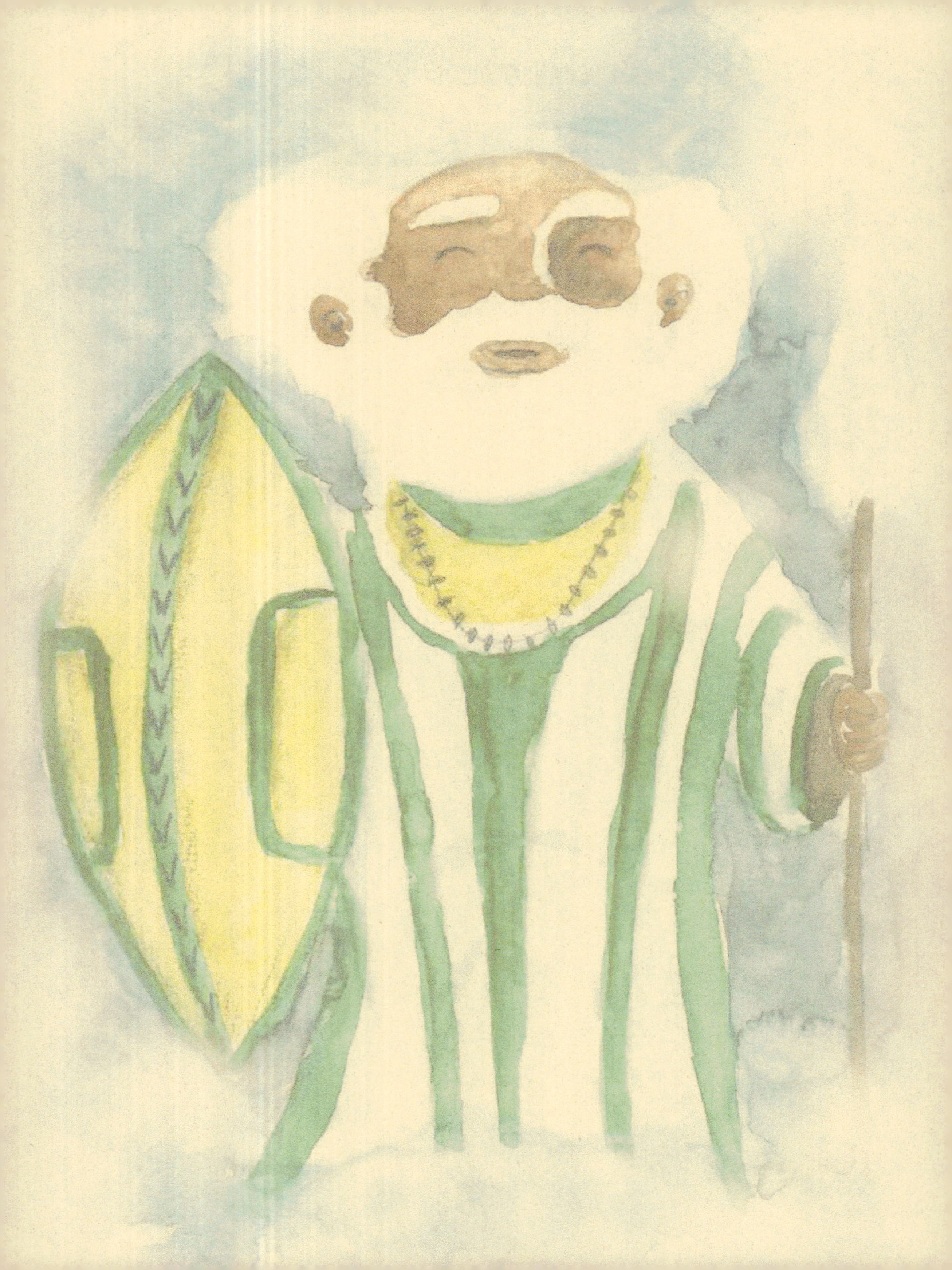

...E UMA VISTA SUBLIME.

fim

Olá, que bom que você chegou até aqui! Espero que a sua experiência de leitura tenha sido agradável. Aqui neste espaço vou contar como foi o processo de produção de **Sublime**, a obra que você acabou de ler.

Há muito tempo tenho vontade de escrever sobre minha família e meus ancestrais, mas nunca tive coragem suficiente para colocar as ideias no papel, por não me sentir confortável com minha própria cultura, e também pela inexperiência como autor e ilustrador.

Mas, no ano de 2019, logo após o lançamento do livro infantil *O Pato Euzébio*, a vontade de escrever sobre esse tema voltou. Em um evento da própria editora InVerso, estava eu, com meu inseparável caderno de desenho, entre um autógrafo e outro, quando comecei a fazer alguns desenhos, e logo surgiu a primeira ideia de **Sublime**, incentivado pela própria publisher da editora, Cristina Jones.

Alguns dias depois, fiz outra ilustração com o mesmo tema e percebi que era o momento: respirei fundo e comecei a criar a História em Quadrinhos. Assim como em Euzébio, eu queria tratar de um tema pouco falado para o público infantil; naquele foi a **Depressão**, e agora seria a **Morte!** Assustador, não é? Mas é um tema de que eu precisava falar — era algo pessoal, sobre mim, minha família, e a cultura do meu povo. Foi aí que me encontrei.

Escrevi o roteiro e fiz os *thumbnails* entre uma aula e outra nas escolas em que trabalhava (para quem não sabe, sou professor). A cada página eu precisava respirar; sim, esta obra mexeu em coisas que estavam guardadas lá no fundo da minha alma.

Mas vamos lá. Depois de muita pesquisa e deixar o roteiro pronto (foram quatro versões), parti para os desenhos, o processo mais demorado, mas o mais prazeroso. Entre tentativas e erros, as páginas foram surgindo. Escolhi pegar muitas cenas do meu cotidiano e misturar com pesquisa que fiz na internet. Por exemplo, a casa de Luiz e sua família, desenhei com a inspiração de uma rua no Jardim Gabineto, em Curitiba, onde morei até meus 5 anos. Essa casa pertencia à família de um colega de escola, que visitei algumas vezes.

A casa do Vovô, também, foi inspirada na casa dos meus avós, um lugar onde a mistura de culturas e religiões era muito presente. Na sala havia um quadro do Velho Testamento; em um quarto, uma imagem de Iemanjá; no outro, quadros e pôsteres de *heavy metal*; e em outro, instrumentos de uma banda de samba. A cada visita meus olhos brilhavam — era muita informação para uma criança, e as guardei em minha memória.

E, claro, busquei muita referência sobre o continente africano. Não quis focar em apenas em um país ou etnia, até porque nossa própria origem é incerta;

então busquei criar um lugar comum entre nossa periferia e nosso continente de origem, criando um lugar novo.

No processo de finalização da HQ, não posso deixar de agradecer ao meu sobrinho, Felipe, que fez o trabalho de balonamento — um projeto mais familiar seria impossível.

Finalizada a HQ, precisava de um nome, e **Sublime** foi a primeira opção. **Sublime** vem do latim *sublimis,* adjetivo: "cujas qualidades ultrapassam o comum; magnífico: fez um trabalho sublime. Que transcende o humano; que não é ordinário, comum, mundano; divino"; e substantivo masculino: "o que se apresenta de modo grandioso por meio de atitudes e/ou sentimentos; o mais elevado grau de perfeição".

Outro ponto interessante (e muito trabalhoso) foi inserir as palavras em iorubá (ou yorubá); por não ter conhecimento aprofundado da língua, posso ter cometido alguns deslizes, mas busquei referências em dicionários, pesquisas acadêmicas e em livros para trazer o máximo de palavras que pudesse usar na HQ, comparando as palavras e traduções (que são as mais variadas) para inserir na obra da forma mais correta possível.

Por fim, vou deixar algumas imagens do processo de criação, para quem se interessar em saber como se faz uma HQ.

Espero que gostem.

Marcio R. Garcia.

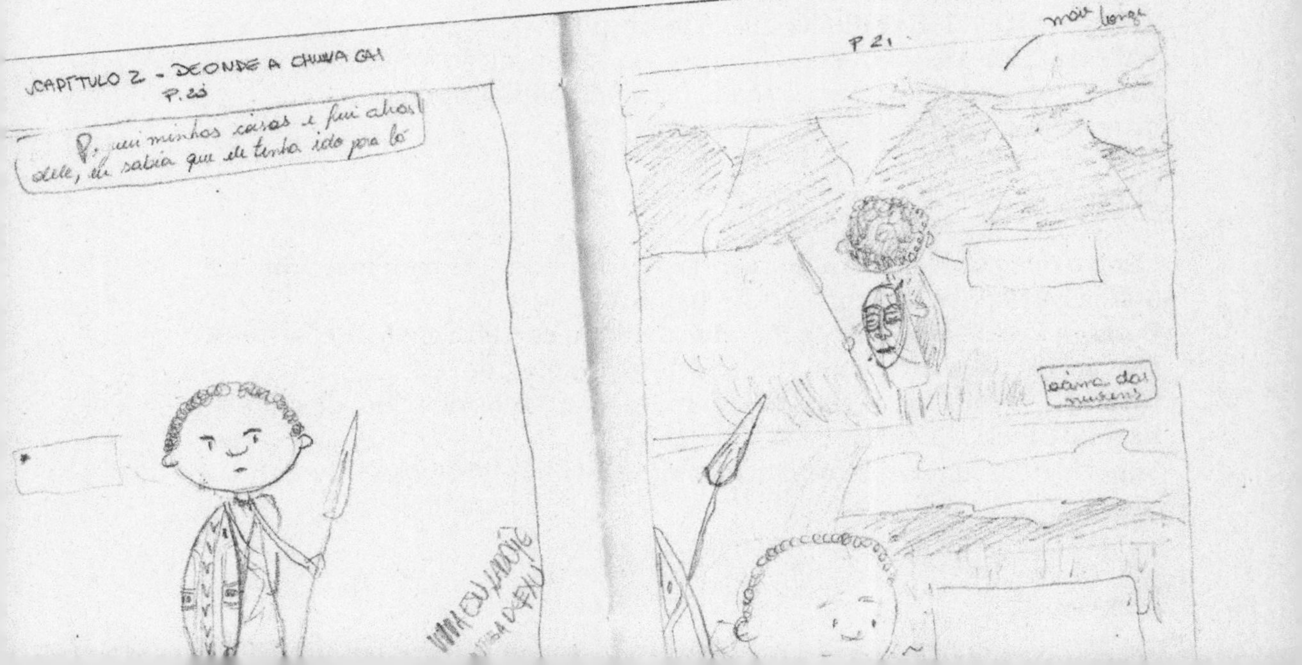

REFERÊNCIAS PARA A PESQUISA

Palavras em Yorubá:

BÀBÁ - pai
Bàbanlà/Babagba - vovô
ÌYÀ - mãe ou mulher
Osorongás - As Senhoras dos Pássaros da Noite (inspirado na lenda Oxóssi e os Pássaros de Òsòròngás)
Oxóssi - Rei de Ketu, orixá da caça, filho de Oxalá e Yemanjá. Seu nome tem origem do iorubá, linguagem especificamente africana, e significa "guardião popular".
***Cantiga de Exu - èsu yè Laróyè** "Odara poder tornar o caminho mais difícil, Ele é o senhor dos caminhos". - Disponível em: https://www.academia.edu/7867221/Abertura_de_casa

Livros e trabalhos acadêmicos:

ELTIS, David. A Diáspora dos Falantes de Iorubá, 1650-1865: Dimensões e Implicações. Disponível em: https://www.scielo.br/pdf/topoi/v7n13/2237-101X-topoi-7-13-00271.pdf
GALDINO, J. TRINDADE, R. FÉLIX, S.R. Os Orixás e a natureza II. São Paulo: Noovha América, 2012.
Nogueira, Sidnei Barreto. A palavra cantada em comunidades-terreiro de origem Iorubá no Brasil: da melodia ao sistema tonal. Disponível em: https://teses.usp.br/teses/disponiveis/8/8139/tde-24112009-120935/publico/SIDNEI_BARRE TO_NOGUEIRA.pdf
PALMIÉ, Stephan. O trabalho cultural da globalização iorubá. Disponível em: https://www.scielo.br/scielo.php?script=sci_arttext&pid=S0100-85872007000100005

Sites:

Centro de Estudos de Trabalho e Desigualdades – As confederações de aldeias africanas. https://cutt.ly/8gbB6Wv
Catraca Livre – Dupla de fotógrafas dedica a carreira a clicar costumes e rituais de tribos africanas. https://cutt.ly/egbNmqn
Go Hurb – Fotos incríveis revelam hábitos exóticos de tribo africana bastante fechada. https://cutt.ly/OgbNZ0t
Superinteressante – Como é a mitologia iorubá? https://cutt.ly/SgbN66k

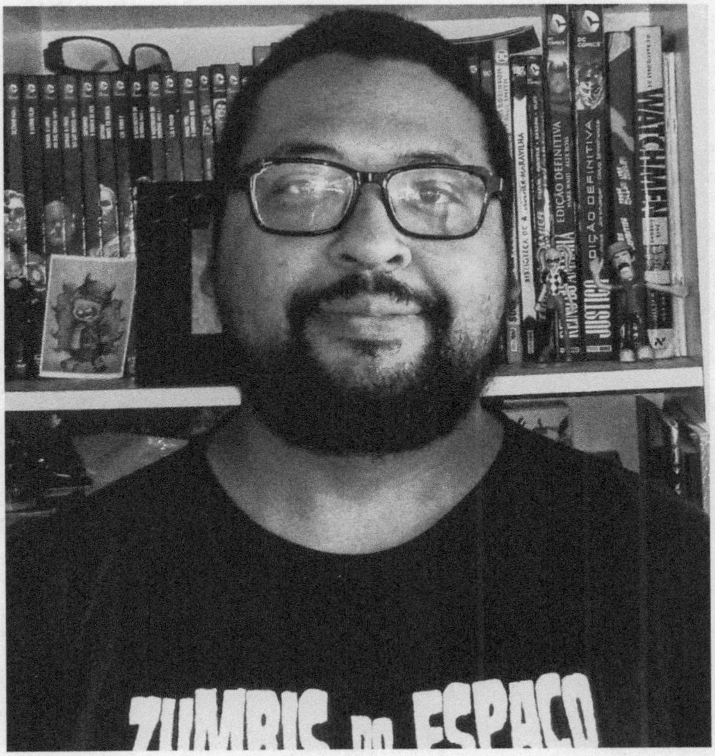

Sobre o autor

Marcio R. Garcia é pedagogo, ilustrador, quadrinista, especialista em Literatura e se aventura pelas páginas das HQs desde 2014. Publicou seu primeiro quadrinho *Sailor!* em 2016 de forma independente e participou da coletânea Bienal Publica no mesmo ano. Também contribuiu com outras obras como *A Loira Fantasma de Curitiba* e *Revista Mestres do Terror*, além de colaborar com o projeto *Era uma vez..., Zine da Biblioteca Pública do Paraná* e as tiras *Vida de Jiu-Jitsu* para a revista Gracie Mag.

Marcio ilustrou os livros infantis *Bolhas* de Mirian Wlodarczyk, *Lizzy, uma princesa diferente* de Laudi Santiago, *O Velho e a Bola* de Renato Isquierdo, e pela editora InVerso, *Formiguerra,* de Pedro Oliveira, *A fuga de Bolecomtudo* de Marília Diaz, *Eliz foi a Paris* de Luciane Valério. Também escreveu e ilustrou *O pato Euzébio* e a HQ bilingue *Heitor, o marinheiro.*